YO Y MI OTRO YO

YO Y MI OTRO YO

Brandon B. Camacho

Mi nombre es Brandon Bonilla Camacho, desde hace ya varios años he lidiado con una enfermedad que en resumidas cuentas y con el afán de no encasillarme o etiquetarme la llamaré bipolaridad sin más. A pesar de no considerarme el trastorno, saber que soy más que un diagnóstico psiquiátrico, es cierto que gracias a esto que se encuentra en mí, y estoy seguro de que también a varias decisiones que he tomado a lo largo de mis 25 años han provocado que mi cabeza sucumbiera en su momento, esta serie de escritos más que considerarlos en conjunto un libro como tal son cabos sueltos de pensamientos transitorios que podían llegar a ser muy efímeros o que se quedaban conmigo durante semanas, estoy convencido que dentro del caos que se encontraran entre estas palabras comprenderán por qué hablo metafóricamente, o quizá no, de que somos dos personas habitando un mismo cuerpo, que esta es una invitación a que pasen a nuestro interior y sin intención alguna de perturbar a quien nos lea, se maraville en el mejor de los casos, de cómo incluso alguien que se encuentra perdido y errante en el infierno puede inspirarse inclusive de ese mismo dolor

v

tortuoso y plasmarlo de esta manera, buena o mala, lo dejo a su amplio criterio, nuevamente, bienvenidos a mi mente, a nuestra mente.

Quiero agradecer profundamente a mis padres, la razón primordial de que aun siga aquí, y a cada persona, independientemente de que aún se encuentre en mi vida o no que me brindó su apoyo en mis peores momentos.

Un abrazo

Contenido

Bien

Estoy bien, no ocurre nada ¿acaso no lo notas en mi mirada? Solo son malas pasadas, no es una mala vida ni mucho menos mi alma se encuentra condenada, me quedé sin arneses en medio de esta escalada, se enciende la alarma, me levanto de las sábanas, comienza la mañana, me desayuno una manzana, espero el autobús en la parada, todas las personas lucen cansadas, sé que alguna de ellas de seguro espera alguna llamada. Todos estamos rotos, algunos son más fuertes que otros, algunos seguimos aquí y otros deciden colgar la cuerda ¿o me equivoco?

Sé que mi enfermedad tiene una explicación y un nombre, pero yo prefiero llamarme loco, así no tengo que actuar normal por la calle cuando me descolocó, se lo que es sentirme bien y luego sentir el sofoco, por momentos me pregunto si la solución es llevar las pupilas dilatadas, ya de todos modos causan ese efecto los psicotrópicos que consumo, pero aún no he caído en eso, aún confió, aunque sea un poco en mi proceso, también reconozco que pienso en el suicido en exceso, tranquila madre aún no tengo el valor de cometerlo, me viste con un cuchillo entre mis venas y no pude hacerlo. Por el momento deambuló de un lado al otro solo por andar, me coloco mis audífonos e intento olvidarme un poco de la realidad.

Rareza

Escucho a mi alrededor a las personas menores, mayores, gente de mi edad, solo hablan de dinero y ahorrar, sabiendo bien que cuando nos vayamos de aquí nada nos vamos a llevar, entiendo que el dinero es necesario, que de eso dependemos, pero yo no pienso igual, sin él no podrías comer, todos los sabemos, pero yo me conformo con tener el necesario para estar, ya llegará ese día en el que tenga un poco más para poder viajar, pero no aspiro como otros a un gran auto, teléfono de último modelo y una mansión con vista al mar, eso es lo que quieren todos, sé que es lo normal, pero yo no puedo de esa manera pensar, quiero vivir de algo que me ayude a ser feliz, ayudar a las personas y poder conmigo al fin convivir, generar lo suficiente para darle a mis padres lo que me dieron a mí, y así sobrellevar mi existir, pero no soy ambicioso, no quiero ser poderoso, no me interesan los lujos caros, o tenerlo todo como los famosos, con poder llevar a mi madre de paseo con eso me conformo. La codicia es un veneno, quien de ella vive pierde primero, te olvidas de todo, solo quieres dinero, trabajas tanto que despiertas y te ha comido terreno, cuanto daría por sentirme pleno, conciliar el sueño, sentirme lleno.

Miedo

Recuerdo tenerle mucho miedo a la oscuridad, cuando era niño siempre ocupé de mamá, ahora que soy adulto y que comprendí que los fantasmas no están allí, sino que los llevo dentro, ocultos, ahora la necesito infinitamente más en realidad. Miro ese hombre fumando, miro a ese niño corriendo, miro todo y aún no me creo que sea cierto que me encuentre vivo, y por eso sonrío, pero a la vez me desanimo por lo que tengo de frente, incluso yo mismo, todo es tan relativo, en un segundo estás y al siguiente ya te has ido, vivo con el temor constante a la muerte, por esta razón creo que no fui nunca lo suficientemente fuerte para poner una pistola en mi boca y disparar, por más que me invadiera la tristeza y la soledad, cuando ya no sabía con quién estar y me pasaba aquella navidad llamando a quienes ya no están. Tengo en la piel a fuego mi final, ya no encajaba en mi cabeza, ya no me sabia igual esa cerveza, veía todo con tristeza, pero era consciente de que debía de salir, huir, hallarme, encontrarme, volver a construirme, consolarme si nadie más lo hacía y traer de vuelta a mí la alegría, no necesitar de la compañía para ser libre, ya no herirme, ni rendirme, tomar mis maletas e irme sin despedirme.

Entorno

No me gusta lo que observo cada mañana al despertar, no he logrado encontrar esa sensación de tranquilidad, si me gritas no es que me vaya a molestar, solo se quedará adentro todo mi malestar. La vida es una ruleta rusa, la aprovechas bien o ella te usa, se convierte en tu musa, te propicia palizas firmes y contusas, mientras te muestra caminos y realidades confusas. Aún me mantengo firme, no tengo pensado rendirme, aún no es el momento de irme, solo intento sobrevivir de fin de a fin de y sacar cinco minutos al día para reírme. Hace tiempo dejé de esperar algo de alguien, las personas son malvadas, llegan a un punto en que te envidian hasta el aire, por suerte yo no tengo nada que otra persona quiera, solo delirios mentales y problemas, no merezco a la madre ni al padre que tengo fuera, por dentro esta aquel niño alegre quemándose en la hoguera. Me han herido, golpeado, me han hecho sentirme el malo, por las noches me he matado, resucitado y ni cuenta tú te has dado, estoy en la mirilla del soldado, solo espero su disparo.

Insomnio

Y así es la vida que te da y te quita, es como el buen sexo, a más daño más nos excita, en noches como esta no sé qué ando buscando, quizá un cuarto de dinamita, para partir a todos los miedos que tengo por la mitad, y aún sin dinero tengo todo para ser feliz, a mis padres y un techo donde irme a dormir, pero por momentos eso no parece ser suficiente, me invaden las dudas, me hace falta quererme, aún sé que tengo mucho trecho por delante, a no ser que el destino decida que un auto mañana me mate, si no es por eso sé que me queda recorrido, pero muchas veces no sé qué hacer con mi vida ni me siento vivo. Debo de entender que aún vale ese tatuaje en mi cuello, que aún estoy en ello, que no debo de ser yo mismo el que me atropelló. Aún no he salido de todo aquello.

Necesidad

Cada día estoy aprendiendo algo de mí mismo, de esto que habita en mi cabeza, que me mantiene al borde del precipicio, de cuál es su verdadera naturaleza. Cuando no intenta matarme platica conmigo, como lo haría un buen amigo "debes dejar de preocuparte tanto" me dice, disfruta del camino, no esperes nada de nadie, cuenta a los que están para ti con la mitad de los dedos de una mano, abre la ventana y toma aire, liberarte de las personas que no te aportan nada, es lo más sano, sonrío porque aún tengo a mi madre, y su vida es mi mayor regalo. Reconozco que muchas veces la vida me puede, me duele, me hiere, no logro encontrar salida y pierdo la perspectiva, mi corazón se lastima con cada palabrería, intento mantener mi cabeza arriba, pero muchas veces soy un barco a la deriva. Pero esta noche sé, que no quiero volver a caer, que yo solo puedo vencer, que no quiero acabar con mi sangre manchándome el techo de mi habitación, por la culpa de la vida y de todo el daño que me ha hecho, no quiero apretar el gatillo, hoy cambio de situación, ya vengo intentándolo desde el año anterior, ahora me tumbo solo y sonrío escribiendo esto desde el colchón. Que bien se siente liberarse de toda esta guerra, de toda la mala gente, ya he dejado de buscar respuestas, el que quiere venir, ya sabe dónde puede verme. Ahora tengo a mis padres y un par de amigos, alegrías de sobra, las penas se borran, aunque tengo unas cuantas, guardadas para algunos, el tiempo todo lo cobra. Ahora me preocupo por lo mío, llenar este vacío, sentirme vivo, poder dialogar conmigo, por eso es que yo escribo, no quiero volverme mi propio asesino, a la tristeza la mando al infierno, que sepa que yo controlo mi destino.

Inconforme

Estoy cansado de vivir intranquilo por todo lo que pudo ser y no fue en mi vida, vivo con la cicatriz abierta de quedarme a medio camino y no llegar a ser lo que quise en aquellos días, odio el odiar, odio el rencor, pero aún no lo saco de mi cuerpo, el rencor hacia mí y hacia el resto, siento muchas veces que ya no puedo cargar con todo esto, que no lo acepto, que quisiera devolver el tiempo y ser mejor persona de lo que fui, dejar de huir, pero luego lo pienso bien y debía de sufrir para ser lo que soy hoy, para ser así, aunque me quedan demasiado por mejorar, aún no soy ni la mitad de sabio que quiero ser, no sé porque parece que todo me hace enojar, debo de dejar de reprocharme tanto por el ayer. Me han hecho mucho daño y lo llevo marcado, pero más me he hecho yo a mí mismo lo tengo muy claro, muchos fantasmas he sacado, pero al sufrimiento parece que por el momento estoy atado, más no condenado, y de pronto mi mente se vuelve un fusil cargado para volar todo mi pasado, por momentos me agoto, estoy muy cansado, no sé cuántas horas por mí, mi madre ha rezado, pero el tenerla aquí es la razón por la que no me he colgado.

Indiferencia

Estás muriendo, pero como no ven que derramas sangre no te creerán, llevas horas, llevas días, llevas semanas sintiéndote mal, y nadie te pregunta que lo que te pasa, la tristeza es como un terremoto en tu interior, con todo arrasa, te sientes solo en medio de toda la masa y como dijo Ambkor por las noches tu cama se convierte en la franja de Gaza, sabes que estás perdido cuando hasta tu casa se vuelve en tu contra, ya no hay vuelta atrás, eres tú más grande amenaza. Nadie correrá por ti a menos que estés parada en el barandal de un puente, te mirarán de forma indiferente hasta que colgado de esa soga lloren por no creerte, no te confundas, no es mi caso, ya lo he intentado y acabo en fracaso, porque aún mis penas abrazo, aún me tengo algo de cariño, aún tengo sueños que cumplirle a ese pequeño niño, pero es desesperante que nadie aporte, que solo sentado en el borde llames la atención de la mente pobre, esto no es un maldito juego, a esto yo le llamo vivir a cuestas cada día con el miedo del deseo.

Felicidad

Por momentos se me hace imposible encontrarte, te busco en cada rincón y pareciera ser que no estás en ninguna parte, muchas veces me escondo y me convierto en un cobarde, no hay nada en el mundo que pueda reemplazarte, el sentirte es todo un arte, el perderte es un desastre, en esta mesa comemos todos mis sentimientos y tú te sientas aparte, quisiera poder encerrarte, tenerte siempre impregnada en mi semblante, pero a nuestra cita siempre llego tarde, normal que luego conmigo no quieras quedarte, por momentos apareces y arreglas mis días tristes, miro a mi madre y reconozco más que nunca que sí existes, y sé que existes, lo miro cuando salgo a la calle, en la mirada de esa madre que abraza a su hijo y se acaban todos sus males, lo miro en la mirada del soldado que se siente derrotado pero luego recibe una carta de su esposa y por un segundo entre bombas se siente acompañado, estas presente en la alegría de un niño que recibió un nuevo juguete, en la ilusión de una niña que piensa en su padre fallecido y sueña con verle, en tu mascota cuando ve llegarte a casa, en tu pareja cuando le abrazas, en un policía que no recibió en su día ninguna amenaza, eres tan fuerte que con el mal arrasas y siempre que apareces a miles de almas deprimidas con tu presencia traspasas, estás ahí, cuando charlas con tus amigos en la plaza, en el éxito de un hombre que mira como fracasó y se levantó, y lo logró, y nadie le creyó, pero lo consiguió, en los pasajeros cuando aterriza sano y salvo su avión, en el rostro de un anciano cuando escucha en la radio aquella vieja canción, sé que para tenerte no necesito dinero ni mansión, necesito tener paz en mi corazón, aprender a perdonar y a pedir perdón, aceptar que muchísimas veces no tengo la razón, la siento en este momento al poder rimar y completar esta oración, cuando me río sin razón, cuando ha transcurrido un buen día y cierro por el momento mi telón, vaya sensación.

Final

Ucrania en guerra y yo sin poder salir de mi cabeza, suceden cosas más grandes que estas, pero yo vengo a contarte lo que me molesta, siempre a un paso de darme por muerto, como si mi vida fuera un experimento, para no hacer nada siempre encuentro un pretexto, como quisiera yo vivir del texto, así como yo han existido cientos, que han vivido tal sufrimiento, no caen bombas en mi casa es cierto, pero dentro de mí se libran guerras que destruyen cimientos. Qué sabrás de mí si he bebido en lo más alto y he caído en lo más bajo, para sentirme mal no existe horario, aún sigo tachando fechas en el calendario, para explicarte lo que siento me falta abecedario, tengo a mi abuela aferrada a su rosario, bienvenidos a mi calvario. La vida y mis poemas, la vida y mis problemas, no sabes de verdad con quién andas si no llegan, yo trasparente hasta la muerte, sin ocultar sentimientos, sin drogarme para escapar, he salido de doscientos, con un poco más de veinte, y la cabeza rara y tosiendo, me doy cuenta de que sigo en invierno.

Desorden

Todo lo que tengo, que no debe de ser poco, se lo debo a mi locura y todo lo que se me va y se me ha ido tiene la culpa también ella, porque me sacó de algunas que nadie jamás me podría curar pero a su vez me ha metido en tantas que han acabado dejando huella, ya no me cabe una duda en el cuerpo y en la mente, mi cabeza es un problema y siento que no me pasa ni una cosa buena, y ahora no tengo ni ganas de pensar en la cena, si la tortura mental está que llevo se me acelera y aunque me encuentre bien me levanto a subir cientos de veces mi escalera, tengo pesadillas con mi último suspiro y me apena y se agota mi tiempo en mi reloj de arena, me pesa mucho cuando no tengo cosas que sacar afuera, sé que si no lo consigo no fallaré el tiro del final de mi carrera. Esto sí soy yo, esto no soy yo, esto sí soy yo, esto no soy yo, me repito siempre mientras me obligo a decirme adiós, porque dentro somos dos y uno está convencido de lo que me matará será su voz atroz. La vida ya lleva algún tiempo pesando, y no encontraré una solución solo observando, me canso, no avanzo, no tengo razones para no dejar que esto me devore y hasta el aire lo siento tenso, así no descanso, camino y voy dando pasos en falso. No tengo motivos, me quitó algo que sé que no es mío, no sé por qué del futuro desconfío, si ya observé en el prólogo que todo se volverá frío. Y ahora que siento que me escuchas quiero que sepas que tengo tanto guardado que no sé ni cómo gestionarlo, y por eso muchas veces me callo y por eso me rompo aún más por dentro porque ya no puedo guardarlo. Sé que tengo la alegría delante y la paz en el frente, pero ya no sé si pueda ir más allá, parece ser que me cuesta inmensamente quererme y por eso no quiero actuar. Sé que me lo merezco.

Eliminación

Hablo sobre esto sin saberlo, sin siquiera conocerlo, que de no haber hecho el intento he de tener que agradecerlo. Suicidio como pandemia mundial, porque cada día las personas se sienten realmente mal y toman la decisión de acudir a la alternativa fatal. Por mi cabeza pasan cientos de pensamientos como este, porque te despiertas y a cada segundo deseas ya no verte, crees ya no merecerte, y sientes que a nadie le competes.

S para definir el salto, a un paso del barranco, a un movimiento de que todo se vuelva blanco y tu cuerpo se vuelva blando, a un solo momento de dejar caer el banco como una alternativa, porque es muy fácil verte tan arriba y solo imaginar el consuelo de la caída, estás convencido de que todo lo que hagas te llevará a esa única y determinante salida.

U de, una vez por todas suelta tus ataduras, o deja que se desboque por completo tu locura.

I para la inocencia, he aquí donde entra en juego tu conciencia, tu alma pide a gritos alguna defensa, pero lo que decide por ti hace ya tiempo es tu propia demencia y no pretende tenerte clemencia.

C para darle nombre al caos, porque de sufrir y de lastimarte llegas a cada minuto de estar cansado, tus pensamientos se vuelven tan pesados que buscas la manera de ya no seguir sintiéndote por ellos arrastrado, te ves forzado a verte de una triste cuerda a tu cuello atado.

I de nuevo para la intolerancia hacia ti mismo, son tan frías las paredes de este abismo.

D para llamarle a la desesperación, hazlo ya, no te queda ninguna otra solución, y para vivir ya no encuentras alguna razón.

I por tercera vez, ya ves, es todo un bucle para la irritabilidad dentro de tu ser.

O para terminar dando vueltas por tu oprimida cabeza, tachas en tu calendario los meses, con temor y a su vez un alivio tan extraño de estarte acercando a la tan esperada fecha.

Vida

Lo siento por lo que vas a leer, sé que no es lo que necesitas, se transforman en puñales todas estas palabritas, hace mucho tiempo que a mi cabeza acuden visitas, me están comiendo el cerebro todas estas termitas. Intento vivir con esto, mantener mi frente siempre arriba y tener siempre un buen lugar donde aterrizar mi caída, ya es de día, y yo no he dormido como quería, la virgen María de mi madre no acabará jamás con mi agonía. Debo de pedirte perdón, por mi ansiedad, mi depresión, por la prisión llamada mi mente, por mostrarme muchas veces tan indiferente ante la muerte, estoy desnudo en medio del baño y lloro porque no logro comprenderte, estos golpes que me propinas ya no me están volviendo más fuerte, así que detente, ya me has partido los dientes y pareciera que no te arrepientes. Eres luz, eres paz, eres una fuga perfecta en Alcatraz, eres el mar, eres el cielo, eres un día de tranquilidad, pero cuando no quieres cooperar te transformas en el peor mal y de mi pecho te quisiera de un balazo yo arrancar, mi pasado, mi presente, mi futuro, mi memoria, reúnes a todos juntos, te pintas de rosa y luego caen misiles y te borras. Y lo siento, pero ahora todo el mundo solo quiere lindas palabras, mientras niños se pasean en medio Oriente con sus armas, vaya como te tardas, le das alma a los asesinos y a los que quieren luchar desahucias.

Bofetón

Ya estoy lejos de los veinte, ya no soy un niño con la cara de inocente, mírate bien al espejo Brandon, eres lo que ves enfrente, un poco más cobarde, un poco más valiente, depende del equivalente, pero con los mismos miedos de siempre, con una batalla campal librándose en mi mente, en acontecimientos recientes, me vi sentado en mi cocina con un puñal entre mis venas, la muerte tocaba a mi puerta, vi todas y cada una de las escenas, nunca tuve a la calavera tan ridículamente cerca, quería saber hasta dónde podía llegar cuando no veía salida alguna, cuando mi cabeza se convierte en una inmensa laguna y me invaden todas y cada una de mis dudas, y para seguir ya no me queda razón alguna, pido a gritos que por favor alguien pare esta locura, es una realidad oscura, miro fotografías en mis pensamientos, sangrientas, sin censura, y así voy, por momentos triste y por momento feliz, por momentos quiero irme y por momentos no paro de reír, créeme yo no quise estar así, es como tener siempre un deja vu, me siento incómodo y a la vez cómodo encontrarme aún de pie aquí, maldito frenesí.

Sangro

Y caen las gotas rojizas sobre mi camisa blanca, pequeñas, precisas, como mis virtudes blandas ¿quién es ese sujeto con el que avanzas? Les respondo tranquilos, es la manifestación de mis desgracias, hablas y yo te escucho, me haces caer y te ríes mucho, contra ti todos los días lucho, el peso de ti en mis espaldas por momentos es mucho. No acabé siendo ingeniero, no acabé teniendo dinero, yo no sé ni lo que quiero, yo ya no creo en el cielo, si muero dígale a mamá que la quiero, que lo siento por haber preferido la vida que llevo, pero no tuve opción con mi perspectiva desde este agujero, no he sentido hambre, pero he sentido miedo, nunca me ha faltado un padre, pero quizá si un compañero, no tuve ningún hermano, siempre en mi casa fui el primero, aún me pregunto cómo mi mente se convirtió en este enorme basurero. Que te puedo contar, si de niño le tenía miedo a la oscuridad, a un señor me hacían confesar, yo le decía que todo estaba bien, aunque por dentro me quisiera matar, porque sí, quizá la depresión hace poco está aquí, pero siempre he tenido en mi retina esa idea impregnada de morir, siempre le he tenido pánico a la vida, por eso siempre quise decidir por mí. Pero Brandon, no tienes una enfermedad terminal, maldita sea, cierra la boca, no sabes que esto puede ser letal, porque no dejamos de hacernos los imbéciles y hablemos con la verdad, un millón de suicidios al año, las personas ya no ven la claridad, por eso optan por marcharse y así van, y así vamos, no sabes cuantos de nosotros estamos quebrados, nos creemos especiales por ser humanos, luego se dispara alguien en la cabeza y nos hacemos los desinteresados.

Temor

Acude tú a mi entierro que yo he vuelto a llegar tarde, abro un debate, será mejor un disparo o el frío golpe de algún bate, no me desaten, déjenme morir como un cobarde. Ahora todo esto no tiene sentido alguno, ya no me importa y si no quiero no lo disimulo, es nulo, el trago a deslice lento del cianuro, ya por vivir mi propia vida no tengo apuro. Si te digo lo pienso entonces me arrepiento, si te digo lo que siento me hablarías con desprecio, perdóname por ser tan necio ¿pero de verdad crees que nuestra existencia tendrá algún precio? Cansado de siempre comer pan con lo mismo, es tan grande mi cinismo que me hago el ciego y el sordo ante el espejismo, míralo por ti mismo, míralo bien ¿crees que tal agua cristalina no me conducirá más al abismo? Yo ya no sé si soy el malo, el bueno o el desesperado, pero aún con todo esto de mi respirar ya estoy cansado, reposo exaltado sobre este acantilado, ni puedo estar estresado, mi yo triste a mi otro yo positivo ha asesinado, estoy atado, atascado y aprisionado, por eso retrocedo a tan hermoso pasado. Pero dime si es tan bueno lo que vi en aquel ayer vivido, ya no lo recuerdo tan bien, a mi mente su propia desgracia la ha podrido ¿dime que has hecho conmigo, amigo? Vamos, que estoy a punto de vomitar promesas vacías, nunca me he visto arriba, pero si he fantaseado con la caída, es mi día, miraré el precipicio sin ningún tipo de melancolía, bienvenido a mi manía. Te habla un desconocido preso de su tropiezo, ya no hay progreso en el peso de su proceso. Te invito a cenar a las luces de mi velatorio, prometo que vaya donde vaya no te guardaré odio, puedes tranquilizarte, esto solo soy yo, o no lo soy, no lo sé, ya lo obvio no parece ser tan obvio, que acabe este episodio.

Circunstancias

Y bien, solo imagina por un momento, que tus padres no llegaban a tiempo, que no sucedería jamás aquel encuentro, un solo cambio habría provocado que no se diera tu nacimiento, no sé qué opinas al respecto, pero el no nacer me parece mejor solución que el estar muerto, no sé si me entiendo, antes de llegar aquí no conocías nada de esto, no conocías el dolor, el sufrimiento, tampoco conocías la alegría lo sé, pero en verdad vale la pena esa felicidad momentánea a cambio de todo el dolor que invade a cada segundo nuestra alma, yo no lo creo, la vida no es un paseo, es un camino muy duro, y eso que lo dice alguien que no sabe lo que es dormir en el suelo, cáncer infantil, guerras sin sentido, muerte y desgracia hacia donde quiera que veo, si tuviera un deseo, no haber venido nunca a este inmenso vertedero.

Atrás

Me pregunto en qué momento del camino me perdí, en qué momento en esto me convertí, ¿por qué ahora me cuestiono tanto el existir? Es momento de hacer retrospectiva y saberlo todo por fin. Hijo único con una inteligencia bárbara según los maestros, sé que estaban siendo honestos, pero yo nunca llegué a creerlo, niño educado con excelentes notas, todo bien hasta el momento, pero espera, te ponías demasiada presión encima por eso, esa era tu manera, si no eras el mejor en la clase, llorabas en la acera, bien, interesante, ya comenzabas a mostrar delirios de ansiedad, llegabas a casa y siempre estabas solo, ¿verdad? Madre siempre te amó, pero tenía que trabajar, padre siempre te apoyó, pero había necesidad, bien, te criaste solo y te tuviste que mirar al espejo y apoyar, fuiste fuerte no lo niego, no es cuestión de ego, todos necesitan atención y tú tuviste que dártela primero, llegó el colegio y ya sabías lo que era querer, tuviste a alguien y ya supiste lo que era perder, pero aquí noto un error, te diste cuenta de que ya no querías estar más solo, te volviste dependiente del otro, quizá todos esos años en casa te volvieron un poco loco, no pasa nada, aún nada grave, entremos a los trece, aquí tengo la llave, vaya, perdiste a un buen amigo en ese accidente, allí supiste que no podías no expresar lo que sientes, lloraste desconsoladamente, luego de eso te hiciste irresponsable y desobediente, saliste de allí, te volviste un poco rebelde, fuiste en contra de lo que creías que todo mundo apoyaba, ya hablé del dos mil diecisiete y de ese parque, saltemos a los veinte. Ya aquí noto un poco de afectación, la enfermedad de tu mamá, la pasaste mal en alguna que otra relación, te diste cuenta de lo que dolía el corazón, comenzaste a notar que te costaba mucho perdonar y pedir perdón, hasta el momento no encuentro la razón, intentaste encontrar estabilidad, alguien a quien amar, no resultó, al llegar a octubre es donde veo que te golpeó la realidad. El mundo perdió algo de su brillo ese día, la ansiedad pasó a ser triste en desmedida, era una sensación totalmente desconocida, al llegar aquí me doy cuenta de que ya eso al nacer lo tenías encima, no hay explicación amigo, solo se mantuvo escondida, estuvo esperando esa noche propicia de tu caída.

Extraño

Me siento desencajado en este tiempo sabes, como si todos pudieran abrir esa puerta y a mí nunca me hubieran dado las llaves, Brandon ambos sabemos que lo evades, pero permanecer tan incómodo es lo que no te impide terminar tus planes. No me siento diferente o especial, no soy nadie en este lugar, no sé lo que está bien o qué está mal, solo intento ser lo más transparente y real, porque tal parece que el mundo ha perdido ese ideal, te lo explico, no me siento a gusto con la música actual, en las reuniones o fiestas no sé cómo actuar, es como si no quisiera desentonar, pero el solo verme ahí ya me hace dudar, no estoy a gusto con el mundo en el que vivo, que las personas buenas siempre pierdan y los malos sean bendecidos, que el karma no actúe como debería, que si dices lo que sientes ya las personas den tu cabeza por perdida, esta no es una buena vida, siempre comemos las sobras ya vencidas, no logro sentirme bien en el tumulto, por eso paso de la moda de las modas, siempre siento que llego a deshora, miro como me miran mal esas señoras, miro a esos niños que ya se creen dioses drogándose, perderán la fe cuando vean a sus madres lamentándose, no me cabe en la cabeza que debamos de envolver algo en un sucio papel y prenderlo para escapar de la realidad, de lo que es, que la gente deba de tomar pastillas mes a mes para olvidarse de quien es en verdad, no tiene sentido para mí, el tomar litros enteros para olvidar a tu ex pareja, el terminar borracho cada fin de semana para sentirte parte de la sociedad, el esnifar para que todos te crean sensacional, que no paremos de en esta porquería de red social aparentar, lo que no somos, presumir a tu pareja o subir la foto de la lata de cerveza porque no encontramos otro modo de encajar. Y no hablaré de lo podrido que está el mundo, guerra sin sentido, mujeres abusadas y violencia sin llegar a ningún punto, el dinero moviendo a la gente, entre más tengas mejor, aunque cuando tengas, disfrutarlo ya no puedas porque eres muy mayor, sentir la vida de verdad, no siempre sentarme atrás, de toda esa gente y no saber adónde mirar, porque hacia cualquier lugar que observe siento intranquilidad.

Tormentas

Y muchas veces me siento solo sin estarlo, como ese náufrago, que ya no mira al mar porqué ya no espera ningún barco, sé que mi alma sigue ahí, aunque está rota, y muchas veces se esconde y tiembla de miedo sí la tocan. Y reconozco que tenía miedo de amar porque ya había sufrido demasiado, tenía miedo de manchar con mi sangre a otro ser humano, y más si me quería, por esto me escondía, por eso le temo tantas veces a la vida, no sé si soy fuerte o no soy fuerte, pero aún no me explico cómo aguanté tantos días como esos, como ese, al final me preguntaba que quedaba, si no recibía ningún abrazo, si no quedaba amistad porque todos somos falsos, pero tras la tormenta llega la calma decían, y ahora lo sé, porque veo diferente todos mis días, aunque lo admito, muchas veces siento ese peso, esa condena, como si la alegría siempre viniera acompañada de la pena, soy de los que miran siempre al horizonte, de los que intentan dejar para todos una luz a medianoche, de los que correrían por cualquiera que haya perdido el norte, de los que tienen miedo y a veces se esconden, no soy un cobarde, solo soy un hombre, que a veces corre y corre sin saber hacia dónde, el pasado le estremece, el presente muchas veces le entristece, el tiempo lo envejece a la vez que lo rompe.

Hipótesis

Tengo cientos de teorías raras aquí dentro de mí, tengo tatuado mi fin, por momentos quiero morir, negro y gris, nunca blanco, ni todo el dinero de un banco podría remendar esto que cargo, no sé si juego en mi bando, no sé si cada día me sano o me estoy quebrando, y salto, y no encuentro el piso, cuando no toca ni te cruces, ya queda lejitos el inicio, sin vicios, pero con maleficios, retrocedamos y volvamos al principio. Muchas veces me pregunto por qué falla todo el mundo, por qué pierdo tan fácilmente el rumbo, por qué con una palabra me derrumbo, y es que me meto en camisas que no son mi asunto, y a la vida le agarro o le pierdo intermitentemente el gusto. Vamos que no nací para estar triste, para trabajar sin parar y solo tener un día libre el fin de, ya hasta se me ha olvidado cómo reírme, no es lo que yo quiera, es lo que la cabeza me insiste.

Penitencia

Nací y lloré, algo en mí sabía que el venir aquí no iba a estar bien, que cada persona que nace está destinada a perecer, que luego de salir de nuestra madre la vida nos acoge a su merced. Ya desde niño me sentía extraño, me quedaba horas en mi cuarto, estudiando, quería ser el mejor, eso se fue muriendo con los años, no sufría por parte de mis padres regaños, ya el mundo sabría cómo propinarme verdaderos daños, recuerdo a mi abuelo y sus cigarros, mis llantos en el baño, ¿por qué lloraría un niño? Te preguntarás, aún no sé cómo, pero debes de saber que a estas alturas sigo llorando. Amores, desamores en mi adolescencia, pérdida y encuentro de mis creencias, con el paso del tiempo comencé a perder mi paciencia, me enojaba con facilidad, de las personas sufría dependencia. Madre recuerdo verte tumbada en esa cama, no te apoyé como debía, cuando más me necesitabas, mi cabeza se buscaba incesantemente y no se encontraba, esa culpa aún se entierra en mi pecho como una espada. Personas vinieron y se fueron, me hicieron cosas terribles, encima yo me hacía el ciego, no digo que siempre haya sido yo el bueno, pero siempre entregué mi ser y mi corazón entero, y así fueron transcurriendo los días de enero a enero. Como no verlo si lo tenía justo en enfrente, el desplome de mi mente era algo inminente, llevaba dentro de mí una grieta creciente y esta cosa en mi cabeza se volvía con cada una de mis caídas más y más fuerte, no tuve tiempo de defenderme, ese niño que se tuvo que criar solo no tuvo tiempo de conocerse, todas esas pruebas solo lo llevaron a perderse, y ahora me encuentro frente a frente con este monstruo que solo tiene una misión, golpearme en la cabeza hasta tal punto que no pueda reconocerme.

Muerte

Cuantas veces sentí el respiro frio de ella en mi nuca, cómo te asusta, cuantas veces sentí como se nubla el pensamiento y tu único deseo es hacerlo, poner fin a tu vida, respiras, te animas, nada parece suficiente y tu cabeza se convierte en tu potencial asesina. Dicen por allí que quien no es capaz de disfrutar la vida no la merece, y claro que tiene sentido, pero tu tristeza crece, y ya no puedes ni estar un segundo contigo, tu cuerpo se estremece. Llegas a un punto en el que no encuentras las salidas, ni el escape, y tu corazón se pone en jaque y una sola idea ronda en tu pensar, no te sirve rezar, sientes extraño hasta tu caminar, notas algo diferente en tu andar y comienzas a atar como yo lo hice, esa cuerda en esa vieja viga, te subes a esa silla, y la idea de la muerte ya no te provoca ni cosquillas, sabes que se encuentra allí, en África, en el Medio Oriente, en todas aquellas miradas de esa gente agónica, en la mirilla del soldado, en la navaja del frustrado, en los que no pueden escapar de su pasado, en los hospitales, en las calles, quien por la noche caminaba y fue asaltado y asesinado, sabes que existen personas que luchan contra ella, contra un cáncer, que se niegan a morir, que tienen tantos deseos de vivir, lo ves en aquellos niños que viven en medio de una guerra, miras su fortaleza, su fuerza, y yo me encuentro parado aquí con esta cuerda atada a mi cabeza, vaya ironía, hay quienes luchan por seguir aquí y otros que se quieren ir. Así convivimos con ella, a un mal paso de encontrárnosla en la carretera, cada día enterramos personas, cada día se mueren almas buenas, cada día más y más gente se desespera y de marcharse busca la manera, quizás no les tocaba partir, pero cada quien ve la situación a su manera. Algo ese día me hizo bajarme del banco, ponerle un alto a tal atroz acto, es cierto, me refugié por meses en mi cuarto, pero me alegro de ver que por más que vengan pruebas yo siempre me levanto.

Fracturas

Y aquí me encuentro, escribo y pienso que dolerá, te lo prometo mamá, ya no voy a fallarte más, lo siento papá, yo te prometo que de esto podré escapar, porque miro hacia la puerta y donde no había nadie ahora estás, y eso me hace poco a poco sanar, porqué sé que tengo las llaves para hacer lo que yo quiera, pero muchas veces llega, esto que se encuentra dentro de mí, cada vez que no lo espero, pero llega, y eso me hace por momentos querer marcharme de aquí, pero miro la cuerda y le digo sigo, no por nada he sufrido tanto en el recorrido, aún estoy en busca de mi camino, al menos ahora sueño contigo y eres mi abrigo, le temo tanto a esta vida, a mis taras suicidas, a mis idas y venidas, a mis bajadas y subidas, a mis eternas avenidas y a mis delirios mentales, sé que son peligrosos, es como si todas las noches me encontrara cara a cara solo contra un oso, como si siempre estuviera a un mal paso de caer en el pozo, por eso me he vuelto meticuloso, ahora con cada paso que doy intento ser cuidadoso, no quiero terminar en un final espantoso, porqué por más que la realidad me aplaste y se me haga enorme el existir, que ganaría con dejarme ir, me gusta creer que tengo gente que me quiere, que no estoy tan solo, no podría hacerle eso a mis padres, o a mi abuela que reza por mí, y me causa curiosidad que me queda por vivir aún, te hablo con toda la verdad, pero por el momento seguiré buscando la felicidad, un lugarcito dentro de mi cabeza donde pueda recostarme y sentir tranquilidad, que llame a mi puerta la esperada paz.

Inmundicia

Y aquí me encuentro de pie, aunque no sé cómo, sobre este mundo caótico y me veo tan solo, aún intento reparar lo dañado a mi propio modo, otra noche en la que me recuesto sobre mi cuerpo y lloro, sé que tengo toda una vida por delante, esa debería de ser motivación de sobra para que me levante, trato de que ese pensamiento sea constante, encontrar mi camino entre todo este desastre, tengo claro que el dinero, felicidad, nunca podrá comprarte. Como explicarte que la vida se me hace enorme, que no hay nada sobre el orbe que cure mi desorden, vaya felicidad como eres de esquiva, tus maniobras evasivas no van acorde con las mías, esto son idas y venidas, la realidad es dura y siempre busca las costillas, todos mis traumas ofrecen más espectáculo que las siete maravillas.

Amigo

Hace ya varios años que te mudaste a mi cabeza, solo entraste sin previo aviso y desempacaste tus maletas, vaciaste todo el salero en mis heridas abiertas, me llenaste de preguntas sin respuestas, de pastillas, de terapias y recetas, me hiciste creer que cada persona portaba falsas caretas, ahora mira, hasta me has puesto a dieta porque mi físico te molesta. Has alejado personas de mi vida que no eran buenas y te lo agradezco, pero no puedes estarme haciendo daño y utilizar eso como pretexto, no he llegado de mis sentidos a sentir el sexto, salgo a la calle con molestias y mal gesto. Me has acercado a mis padres, te lo debo, pero a que costo, tu propina me la llevo, me has mostrado las más crueles ruinas de este paseo, me has hecho pensar de más en el suicido, en su deseo. Llegaste a manifestarte como sombras en mi cuarto, me has hecho agitarme como si se tratara de un asalto, has llegado justo y preciso en el momento exacto, tú y yo aún no hemos firmado el pacto y no recurriré a tu idea de ese salto. Estoy bien y me lo quitas, estamos en silencio y tú me gritas, traes a mi casa indeseables visitas, escucho por las noches tus insoportables risitas. Pero de alguna u otra forma me he acostumbrado a ti, incluso por algunos días he llegado a ser feliz, ya sé que la batalla contra ti perdí, pero no del todo puesto que aún estoy aquí.

Grises

Y las nubes se tiñen de una sombría acuarela, no me doy cuenta, pero siempre tengo a mi madre a la espera, no portó ningún arma para contraatacar en la balacera, quedarán impregnadas las aceras con la sangre de mis problemas. Escucho hasta la madrugada al gran Nikone, me entra el ánimo y mi muerte se pospone, mi alma insiste en que piense en mí y razone, mientras mi cabeza en mi nuca la cuerda me la pone, se me acaban las opciones, si lo hago no debo de darle a nadie explicaciones, solo me siento vivo mientras escucho mis tristes canciones, me tumbo con calma en el colchón de mis malas acciones, para vivir miles de cosas, a las tantas opciones de suicidio que se me cruzan no le encuentro las razones.

Tengo en mi pecho un agujero, tatuado en mi espalda un carnero, no se trata de ser blasfemo, ya tengo muy claro que si existe yo no iré a ese tal cielo, tengo cientos de taras que se acumulan de enero a enero, y yo solito de pie en el medio de este aguacero.

Ironía

Cuantas veces miramos con rencor, no te das cuenta de que esta vida no son tres días si no dos, ya no digamos más adiós, mejor abraza a los que tienes y a los que no. Esta vida no tiene ningún mérito y no me la merezco, lo tengo todo y no me basta con saberlo, ato cada día el nudo y aún no tengo el valor de hacerlo, vaya concierto en mi cerebro. Me despierto siempre muy a deshora, la felicidad demora, la noche una tortura, mi religión era tu cintura, el bienestar mi hambruna. Recuerdo que alguien una vez me dijo que mis penas no eran para tanto, y yo me hacía el que no pasaba nada, pero mi adentro era puro llanto, y sigue siendo, aunque ya me voy acostumbrando o eso quiero despertar pensando, no se marcharán de mí solo rezando, yo sé muy bien que esto no es un cuento y nadie tiene que sufrir por lo que siento que me está matando. Algunos cuantos me dicen, aprovecha que aún eres joven, no se dan cuenta de que mi edad no le interesa a esta cabeza que me jode, ni mi edad ni nada que tenga ahora, ni mi salud, mis amigos o mis padres, y sé que ni teniendo en una cuenta bancaria millones, esto viene y va sin razones, le importa muy poco ya te digo, y no estoy para darle a nadie explicaciones, me cuesta encontrar siempre las motivaciones, o nunca las encuentro, ya es mejor que me anestesien y me droguen. Cuantos eran los que estaban ayer y ahora no están, aquí no se les ve, sé que yo tengo la culpa por dejar que la mosca de la miseria posara sobre mi nuca y me comiera durante tanto tiempo la ruta, solo se acabó todo para mí, ya no debes hacerme más preguntas. Yo no quise estar así, sé que me fui de mí, sé que me perdí, sé que te fuiste y te perdí, sé que morí, sé que resurgí, para seguir tan mal aquí, sé que fue así, pero dime Brandon, ¿qué más quieres de mí?

Respira

Sal y respira, deja que cicatrice la herida, deja de hacerle caso a tu mente y escucha a tu corazón, porque esos latidos son tuyos, de nadie más, y no me digas que laten solo por alguien que no eres tú, dime que sientes esa felicidad cuando miras el cielo azul, y aquella ave, aquella llave, esa llave que abre las puertas de tu alma y te desprende, de lo malo, del pasado, que te acerca cada vez más a lo que siempre has soñado, ahora dime por quién laten. Ya viví demasiado tiempo del lado opuesto de la tela, ya estuve demasiadas horas sentado en aquella sala de espera, el tiempo no espera, y cuando te des cuenta ya ha subido la marea, y te lleva, te arrastra, y el peso del mundo te aplasta y sientes que ya no puedes más y dices basta, ya está, ya no queda sitio para la tristeza, metete esa idea en la cabeza y regresa, regresa a esa época donde jugabas hasta el anochecer, donde escribías cartas por amor, donde no existía el dolor, vuelve, y expulsa de tu adentro todo aquel que te abandona, que no quiera estar contigo en las malas, pero si llama cuando te ve levantarte de la cama, ya no estamos para eso, aquí lloramos cuando lo sentimos, no cuando nos miran, aquí apoyamos cuando se necesita, no cuando ves a tus personas arriba, aquí, aquí se nace de nuevo cada día con o sin compañía, vaya maldita alegría.

Conclusiones

Yo no soy nadie aquí, no soy más que nadie, nadie tiene nada que envidiarme, solo soy un niño asustado, cobarde, encerrado en este cuerpo maltratado por el pasado, que intenta marchar con el corazón cerrado para evitar que termine lastimado, no soy inteligente, todo lo que sé de esta vida lo he aprendido de otra gente, de otras mentes, bebiendo de otras fuentes, escuchando palabras hirientes y manejando estas tristezas que me invaden de repente y sin motivo aparente, aunque a base de golpes me he vuelto fuerte, pero no he recibido golpes tan duros sabes, aún no se ha muerto mi madre, aún no he visto sufrir a ningún hijo, aún no he perdido una parte de mi cuerpo o he sufrido de alguna enfermedad terminal, aunque sé que con solo lo que tengo puedo terminar en un final fatal, pero trato de no pensar en eso, sé que todo es un proceso, pero por momentos lo detesto, me detesto porque ya no sé si estoy para el resto, para nadie, solo para unos cuantos, el resentimiento me ha calado hasta el hueso, ahora veo fantasmas por todas partes, todo lo que me hicieron antes, quien no estuvo para ayudarme, he tenido que salir solo de esta cárcel, decirme lo que nadie se atrevió a decirme, la verdad, buscar en cada rincón lo que me diera felicidad, y he encontrado una pequeña porción, pero no me quedaba de otra, debía con eso de seguir, no me quedaba opción. Al final del día siempre estoy solo en mi cabeza, me invade la pereza, no encuentro ninguna respuesta, ¿qué será de aquel amigo con el que reía tanto? Ya no es hora de llamarlo, ya nuestro tiempo ha pasado, porque las relaciones se resquebrajan, acaban, las personas se marchan, aunque sigan estando allí, ya no es lo mismo, ya son extraños, ya eres un extraño, y te das cuenta que debes de seguir por ti, para no verte más sufrir, que aunque no tengas a nadie debes de reír, porque tú eres el único que de verdad se quedará aquí y contigo toda tu vida tendrás que convivir, hagamos de esa convivencia un lugar feliz.

Ruleta

Me he sentado y de frente ha estado la muerte, sé que tenías ganas de verme, balbucea, mientras las emociones en mi rostro permanecen inertes, vamos a empezar, me susurra al oído, no sé por qué me lo dices así si no hay nadie aquí conmigo, me entrega la pistola, marca con su reloj la hora, dispara sin demora, "no me toca llevarte aún" me dice, tú no eres un suicida. Sigamos con nuestra conversación, para que estés aquí debe de existir una razón, ya no aguanto le digo, ya arráncame el corazón, aún no, debes de tomarle el gusto a la sensación, aprovecha bien la situación, ¿no crees que te falta por las noches alguna oración? ¿Tú crees en Dios? Le pregunto, me responde: Claro, ¿quién crees que me encomienda? Cada vida que quito es su decisión, así que no tienes salvación, tu cerebro siempre será tu prisión, pero no puedo llevarte aún, aún no ha terminado tu función, que destino más cruel, le escupo a la cara, mientras me poso sobre la baranda, lánzate sin pensarlo, ya verás que no ocurrirá nada, al mirar hacia abajo mi alma se espanta. "Sabía que no lo harías", me dice, aún no estás anotado entre mis hojas blancas.

Errores

Y sí, quizá traicioné a algún amigo sin que fuera mi intención, quizá hice llorar a alguien en alguna relación, soy de los que a las primeras de cambio exponen su corazón, de los que piden demasiado perdón y no saben perdonar, de los que encuentran calma únicamente mirando hacia el mar, reconozco que nunca he tenido ningún plan, mi intención solo es vagar por este lugar hasta el día de mi funeral. Sé que todo lo que he pasado ha sido por mi culpa, por no estudiar cuando debía, por no saber lo que quería, me puse yo mismo el revólver en mi boca y estoy cansando de hacerme tantas preguntas, siempre fallo, eso no va a cambiar nunca. Pero a pesar de estar gateando mira adonde estoy, exactamente, en ningún lugar, pero tengo un poco más claro el hacia donde voy, llevo mis heridas de convoy y una frase tatuada en la frente "estoy es lo que soy". Tranquilos, ya me saco yo el puñal que me clavó la vida por elegir tan mal.

Seguir

Sé lo que se siente, llevar días mal y que nadie te pregunte qué te pasa, sentirse solo en medio de la masa, ver como suenan canciones denigrantes en la radio y encima arrasan, otro grito más de mi interior, otra amenaza, otro día que bajo y me siento solo en aquella plaza, otro día que siento que se acaba mi esperanza. Pero debo de caminar, no me queda de otra, sé que no es tan importante salir de la tormenta sino apreciar la paz dentro de sus gotas, para adelante, aunque la vida ya no sea como antes, aunque el mundo se te haga gigante, tú sigue adelante. Aunque muchas veces es muy difícil, porque esto que me mata es peor que el dolor, es una cárcel de la que no puedo escapar, una que cada vez que me doy ánimos me vuelve a encerrar, por eso todos los días rompo el cristal, no todos los días puedo vivir mal, sentirme enjaulado como un pobre animal, maldita sea debo de salir de esta prisión mental.

Desasosiego

Me tumbo en el colchón, hacen mucho ruido mis latidos, estoy a punto de abrir el telón, sean todos ustedes bienvenidos. Ahora que te puedo contar, todo está bien, no hay nada de lo que me pueda quejar, yo sigo luchando y aún estoy de pie, no, no me he terminado del todo de odiar, pero intento cambiar mi mentalidad, dejar de lado el que tenga una enfermedad y afrontar la verdad de frente, pero esto se quedará conmigo para siempre o hasta el día de mi muerte, lo que ocurra primero, en tu versión yo no soy el bueno, la vida me come terreno, y yo por momentos tan vacío, pero tan lleno, ¿lleno? Lleno de lagunas y lamentos, ven que te cuento un cuento, aquí el final casi feliz es conseguir acabar cuerdo, si no conoces a bipolaridad te la presento, es lo que llevo conmigo a cada minuto por dentro, no soy un ejemplo para nadie, para el mundo, se estrelló mi nave y ahora naufrago sin rumbo, sé que esto no es para nada tu asunto, pero quizá si me tiendes una mano no me precipite tan profundo.

Vacíos

Yo debo de librarme de la vida mala que me cala como balas al pecho, que me hace cargar la pala y sentir que siempre estoy con la soga al cuello. Hace unos años solo era un adolescente con la vista caliente y ahora estoy cada vez más lejos de los veinte, con la cabeza tocada y sin saber que será lo siguiente, aunque no creo que se venga nada peor si ya he visto al demonio de frente. Tengo un vacío infinito como el interminable espacio, ese día Brandon murió y otro nació, y llegué a la conclusión de que el anterior no era peor, solo le faltó cariño y amor. Y luego vienen las personas, a decirme que tengo toda la vida por delante, y eso no me impidió ayer casi acabar en la tumba, mi mente retumba, no he visto la curva, con la visión absurda ya veremos cómo resulta, si digo mis verdades a cualquiera asusta, pero lo repito, yo no quería todo esto, yo no quería estar roto ni pensar en suicidio, lanzarme del quinto del edificio, planear mi final propicio, con una charlita a los psiquiatras desquicio, no es bonito cuando les muestro el fondo del precipicio. Pero voy a mandar todo al infierno y hacer eterno el momento, dejarme de novelitas y cuentos y no desear verme muerto.

Despertar

Esto será más crudo que decirte que nos están preparando para ser carne de cañón, no tenemos una misión, toda la vida debería jugarse por diversión. Guardé una foto de pequeño, ni blanco ni negro, todo es un sueño, por eso a mi existencia no le dedico mucho empeño. Si no caí en las drogas fue por la gracia del dios de mi madre, aunque la felicidad nunca llegó, supongo que el mensaje al ser supremo le llegó bastante tarde, ahora, lloro a solas y no estoy seguro si maldecir o agradecer el no tener entre mis manos una pistola, razona Brandon sé que esto no eres tú, sé que no quieres terminar en un ataúd, sé que por más que intentes no puedes cambiar tu actitud, pero salgamos a la calle, bien dicen que por dicha gozas de buena salud. Crees que no estoy enfermo, entra a mi habitación y lee mis paredes, así te lo demuestro, si no lo muestro, es porque la sociedad es basura y no nos importa lo que le suceda al resto. De siempre en siempre no puedo respirar, mi mente se nubla, por momentos solo visualizo verme en una tumba, el fin en el vacío de mi cabeza retumba, pero le tengo tanto miedo a la muerte que más bien parezco a mí mismo hacerme una burla absurda. Para mí son mis padres y dos hermanos, con los demás no cuento, aunque aquí estaré siempre para todos, no me arrepentiré ni me arrepiento. Sé que muy pocos miran lo que escribo, sé que hay un loco que me dice que no le importa cómo sigo, el que me habla es el espejo, ya ves lo que te digo, no quiero estar más conmigo.

Desahogo

No lloras nunca, bien, yo te felicito, pero un día lloraras por todo lo que acumulas y entenderás lo que yo he escrito, aunque prefiero que no lo entiendas, no estamos hechos para pasar por tan malos ratos, solo yo sé lo que he sufrido, aunque espero que me comprendas. Lo que para ti no es nada, para mí puede serlo todo, lo que para ti es solo una palabra, para mí puede ser el motivo por el que me incomodo y lloro, porque así de complicado es esa persona en mi cabeza, ni yo mismo entiendo su naturaleza, lo que para ti es algo bueno para mí puede ser una mierda, mientras que donde yo puedo ver vida tú solo veas tierra, la tristeza me invadió teniéndolo todo, por eso es que aun estando acompañado me siento solo. Presto atención a los detalles pequeños, miro a ese joven corriendo, miro a esa pareja sonriendo, miro ese hombre leyendo, y se me olvida que el mundo es ese lugar frío por un momento, miro a esa mujer que antes de manejar besa esa foto, creí que era otra cosa de devotos, luego supe que perdió a su hijo siendo ella el copiloto, ¿cómo ver la vida desde sus ojos? Por momentos soy solo un niño mirando por esa gran ventana, con la vida por delante pero muy roto, sin saber de dónde saca fuerzas para levantarse de la cama. Pero a la mierda el pasado, al demonio el futuro, vive el día como si todo fuera tuyo. Se cerraron las puertas, tristeza debe de dormir fuera, ya tenía ganas de verme, el destino lo moldeó a mi manera.

Culpas

Y llevo dentro mil penas que me atormentan el alma, como si mis pulmones estuvieran repletos de agua, culpas y reproches que cada día más me embargan, heridas mal curadas que me han dejado marcas. Sé que he hecho daño, pero no el que cuentan, sé que he cambiado con los años, no soy como tú piensas, aún me echo encima todo lo que no hice, pero más lo que hice, lo siento si actué de esa manera, por mostrar de más mis cicatrices, por siempre quedarme en mis días grises, porque mis pupilas observen tan diferentes matices. Nunca aviso de mis monstruos, solo pongo el arma en la puerta, si muestro alguno doy por hecho que la tomas y me aciertas, con el corazón cerrado pero la cabeza abierta, suplico un poco de sombra entre mis ideas desiertas. Tengo tantos perdones que suplicar, por más que lo intente no me puedo perdonar, se dicen cosas de mí que me hacen de más pensar, ¿de verdad soy tan malo? Claro que me lo puedo cuestionar. Me arrepiento de haber herido, de haber lastimado a quienes quise, a los que amo, por eso no puedo escapar de mi pasado, no puedo creer que de verdad esté tan maltratado, pero debes creerme, yo no quise estar así, yo no podía dejar de pensar y fingir estar feliz, me costaba tanto trabajo estar alegre y sonreír, y cada noche anhelaba con que llegara mi fin, yo no voy a manchar a nadie con la sangre de mi locura, algunos se quedaron, algunos no soportaron,+ esa habitación oscura, mi bipolaridad es pura y me convierte en un loco que todo le sabe a poco, que está roto en medio de este alboroto al que llamamos mundo, me desconozco por momentos y más y más me hundo, mientras escribo esto me río, está así de grave tal asunto.

Depresión

Ahora escribo contra ti, ya no sé si podrás conmigo, jamás he sido el mismo desde que convivimos, haces que se aceleren repentinamente mis latidos, que me quiera volver mi propio asesino, por más que lo intento tú no eres mi amigo, aún del golpe que me diste no recobro el sentido, aunque por momentos sonrío tú de mí no te has ido, pero vaya que de ti he aprendido, aunque hayas complicado todo mi camino. A cada momento estás conmigo, no puedo sacarte de mi mente, y esto lo digo literalmente, has nublado todo mi presente, me has convertido en un ausente frecuente, haces que algunos días no tenga el valor de mirar al espejo, de verme, porque temo no reconocerme como ya ha sucedido anteriormente, mi cabeza la has convertido en un campo de minas, y ahora no camino por donde quiero por miedo a perder mi vida, me haces sentirme tan arriba, para luego recordarme que allí viene la caída, me siento un suicida, pero indeciso, no encuentro las vías, el adecuado precipicio, para ponerle fin a mis días, si existe el infierno allá tendré mi juicio. Ya no recuerdo lo que es despertar y que no estés, el pasar algunas horas sin estrés, el no tener que tomar noventa pastillas durante el mes, el no sentir que mi mundo está volteado por completo del revés. No todo es malo, te debo de agradecer, me mostraste quien sí está en todo momento y quien no, aún no acepto del todo que todo este dolor lo llegué a merecer, pero al menos no seré la misma persona vacía antes de mi adiós. Para todo lo demás has sido un cáncer, has devorado a Brandon y has dejado este semblante, a rescatarme casi siempre llego tarde, ya no soy un hombre, ahora soy un cobarde al que se le acaban las armas para atacarte, pero esto no quiere decir que me rinda ante ti, mientras yo esté aquí intentaré verte morir, aunque también me arrastre a mí, al menos con una sonrisa desencajada definitivamente podré partir.

Libre

Y no puedo negarte que últimamente me levanto de la cama y noto vida en mi mirada, en mi cara la felicidad tatuada, una taza de café y música por la mañana, beso a mi madre y salgo de mi morada, por un instante siento que no llevo a la desgracia atada, pero debo de ser realista, aquí se puede ser feliz solo por momentos, aprovecho a cada minuto esto, sé que se me está acabando el tiempo, me siento en el rincón del bus y pienso, demonios grave error, le doy paso al sentimiento, ese sentimiento de tristeza que se acomoda tan certero en mi cabeza, unas veces de forma tranquila, otras con mucha violencia, vuelven a mí todas mis vivencias, las buenas, las malas, hasta me cuestiono mis creencias, dios si estás ahí, ¿por qué no escuchas mis clemencias? Por el momento debo de caminar solo y enfrentarme a mi demonio, ese que me mira frente al espejo, ese al que quiero por instantes, pero luego odio, parecemos un mal matrimonio, dejo esto por escrito, si muero ya saben a quién atribuirle mi muerte en mi velorio.

Seguir

Han sido dos largos años, mentiras, engaños, bajar y subir peldaños, no hacerle caso a mis regaños, sacar los trapos sucios y los paños, de horas llorando en el baño, nadie dijo que sería fácil, creí que no resistiría, aunque no lo creas es un milagro verme aún con vida, porque he tocado fondo, esto ha calado en lo más hondo, por eso muchas veces no salgo de casa y me escondo, miro al techo, es un hecho, no es fingido el dolor que siento dentro de mi pecho, ¿qué me has hecho? Me has deshecho, no he tenido ni tiempo para el despecho, la tristeza siempre está a mi acecho. Por momentos se me olvida y sigo, esto se vuelve mi amigo, para vivir tengo motivos, cómo te explico que eso aun así no me hace sentir vivo, he esquivado algunos puñales, me he grabado las señales, he estado borracho en algunos bares, son etapas, tú ya sabes, he perdido los modales, me he llevado mejor con los animales, he extraviado las llaves, me he dormido en algunos portales, mi interior es el palacio de Versalles, ven te muestro mis murales, todos están manchados de derroches y pesares. Aun así, me levanto, a mi yo triste suplanto, miro a mi madre rezarle a ese santo, mientras la haga feliz yo aguanto, aunque me provoque un desencanto, y canto en la ducha, por momentos la felicidad es mucha, me olvido de las luchas, abro la ventana, deja de haber sangre en mi mirada, la carga en mi espalda se vuelve menos pesada, que extraña la forma en la que se comporta esta cabeza tocada.

Oscuridad

Podría escribirte cientos de páginas de lo que viví allí, solo, sin otra compañía más que la de esa almohada fría y la mirada perdida que reflejaba ese viejo espejo, no me quedaban amigos ni personas que me salvarán de las llamas del infierno en el que me encontraba, dentro de mí corazón ya no quedaba nada más que desorden y un par de fotos rotas, luego me entraba la risa y empapaba la camisa, me reía o tú lo notas, notas cuando ya ni tú mismo te soportas. Giraba la manecilla de mi puerta con temor a lo que me esperaba detrás de ella y cuando finalmente se encontraba abierta me invadía el llanto porque no estaban frente a mí las respuestas. Mi alma nunca se quebró tanto como el tiempo desaprovechado en ese cuarto, ya ni rezando volvería la tranquilidad, y si fuera así, ¿a quién le rezo? ¿a cuál deidad? ¿a dios o a Alá? ya ni siquiera distinguía lo falso de la realidad.

Firme

Tengo claro que no serás tú quien me lleve, sé que antes echaba la llave y me decía : "ya nadie me ve", pero ya no tengo la prisa que tenía antes, del miedo a la muerte, de mirar al espejo y no verme, de pensar que me haría mal estar a mi lado y siempre es lo de siempre, antes quería perderme, ya no me sentía fuerte, pero ahora miro mi vacío y ya no me siento mal, he quebrado el espejo y he tirado la sal, miraré si son cuentos, por el momento no me va mal, me vi alguna vez borracho y roto en algún bar, pero ya ese Brandon no existe, ahora sigo roto, pero solo busco mí bienestar. Reconozco que la escena dentro de mi es igual a Pompeya, pero he recuperado algo de mi sonrisa desde que miro más constantemente a las estrellas, sonará irónico, pero para mí la tristeza es bella, y cruel, por eso muchas veces ya no quiero convivir más con él, si, él, el que habita dentro de mi ser, hace tiempo que se ha quebrado el riel y se ha descarrilado mi tren, pero no pienso por esta entidad dejarme perecer.

Regresiva

Tengo la cuerda guardada, la alegría la entiendo como una sensación pasada, intento esconder mis penas bajo las sábanas, mi cabeza yace cansada y a mi propia vida hace ya varios meses que no le aporto nada. Ahora me encuentro de nuevo solo en esta habitación, por mucho que lo escriba y te lo cuente no entenderías nunca esta situación, verme tan triste sin aparente razón, sin fuerzas para bien o para mal tomar alguna decisión, las personas podrían creer que soy pesimista, lo que yo creo es que con un deseo suicida aprecias mejor las vistas, no me insistas, el camino no es fácil, yo no lo aplico para mí, pero a ti te pido que resistas. Me pregunto porque siempre tienes un espacio en mi cuaderno, en mi pensamiento, en los tatuajes de mi cuello, en mi cerebro, se acerca el invierno, aún no contemplas el peso que tienes sobre mí, no sé si llegarás a verlo y aún más importante si llegarás a creerlo. Me desvió un poco del porque me encuentro de nuevo intentando ordenar todas las ideas de mi cabeza, tengo la leve certeza, de que la realidad se me vuelve tan espesa que se me hace imposible no observar todo con una inquietante rareza. Ven que te invito a ver el mundo como nunca lo has querido ver, aunque no quiero que al mostrártelo te haga negativo a ti también, quiero que seas feliz, aunque yo nunca lo consiga ser, es tanto como querer ver el infierno arder, ya ha pasado mucho tiempo desde que llegué tarde y vi marchar ese tren. Por momentos quiero morirme, ¿sabes? Pero no de cualquier manera, estoy a la espera, no quiero acabar muerto tirado en cualquier acera, no me pidas mi opinión si no quieres escuchar mi perspectiva más sincera, le temo a muerte, pero si la decido yo, se me hace mucho más llevadera. Yo lo siento, sabes que te hablo a ti, me arrepiento, de todo lo que te hice pasar aquí, hice el intento, de con los míos ser feliz, más mis malos momentos, acabaron por dejarlos ir, ahora espero que se encuentren bien y que logren triunfar, sea donde sea que estén yo muy orgulloso voy a estar, los quise, los quiero y aunque me encuentre muy mal aquí siempre me podrán encontrar. A mis padres también debo de pedirles perdón, por encerrarme sin razón, por no buscar una solución, por obligarlos a estar en esta desagradable situación, por no creer en su dios, por alterarme y alzar mi voz, por abandonarlos a los dos, por planear en cómo dejarles escrito mi último adiós.

Confusión

Y no lo entendía sabes, por qué no encontraba las claves, las llaves, para salir de este maldito laberinto, porqué al caer la noche mis penas se multiplicaban por cinco, porqué el pasado me perseguía y hacía eco en mis heridas, entendía que la vida era esa copa vacía que mantenía tan arriba luego de brindar, que no mejoraban mis días y me veía preso de mis manías , de ese inmenso malestar, luego llegaba aquel con sus consejitos de que disfrutara, que el tiempo se me acababa, y ya sabía que se me acababa, o acaso crees que no lo veía en los hospitales cuando pasaba por su entrada. Mira ese niño, no tiene otra cosa en el mundo más que la ropa que lleva encima y aun así sonríe porque se ha encontrado un balón en la colina, mira esa madre con cáncer que se le ha caído el cabello, pero sigue intacto su deseo que sus hijos sean ingenieros, mira ese recolector de basura, no tiene duda alguna de que volverá a casa y mirará a su familia y se disiparán todas sus dudas, ¿por qué no podía ser feliz? Si parecía tenerlo todo, pero no hallaba en ningún sitio el modo, ni el aliento y me sentía tan solo, y aún me siento solo, por las noches lloro para sacar fuera todo lo que me supera, todo lo que llevo clavado como una bandera en la azotea de mis problemas, mirando la alegría como un invaluable tesoro.

Soledad

Mamá, debo salir de aquí, no me preguntes el porqué, debo de tomar mi bicicleta y conducir a altas horas de la madrugada, hacer esa llamada, planear mi siguiente jugada, será aquel puente o aquella cuerda atada, mi mente cansada ya no quería razonar nada, ¿acaso no lo notas en mi mirada cuando me ves de frente? Esa marca permanente de aquellos tiempos recurrentes, vaya soledad, no tenía adónde huir ni a quien buscar, no me quedaba nada ni nadie ya, estaba hundido, maldito, perdido, repito, herido, creo que ya has comprendido. Todos me abandonaron, todos se fueron, pareciera que todos murieron, me decía una y otra vez en mi cabeza, pero vamos, ¿quién quiere visitar a un pobre moribundo al que se lo ha comido el mundo y ha dejado el rumbo? El que se ha sentado a la orilla del camino, no ha fumado un cigarrillo por miedo al vicio y al cáncer, pero que ya no quiere vivir más, ahora entiendes el disparate. Tomé a mi enemigo y me fundí en un abrazo que me pareció de lo más eterno, comencé a anotar cosas en mi cuaderno, me hice creer que todo este mal trago se trataba solo de un mal sueño. La vida pasa, mis padres seguían trabajando, las personas a mi alrededor seguían estudiando y yo llorando, todo estaba perfectamente equilibrado, golpes de estado, soldados armados, niños maltratados, mujeres abusadas y crueldad por todos lados, no quería ser parte de ese gran circo de locos, no volverme loco, sentirme roto, quemar las fotos, alejarme del tumulto y que se pudriera el mundo.

Brandon

Y que se venga el mundo en contra que puedo con él yo solo, aunque mato por quienes me dan su apoyo. Ya me hice fuerte viendo la maldad del hombre, cómo el dinero lo corrompe, cómo estamos regidos por el orden. Piensas que me conoces, pero no te sabes la causa de ni una de mis cicatrices, solo quieren estar para los momentos felices, ¿y que hay con mis etapas tristes? No me interesa el dinero, no me interesa el credo, ya viví demasiado tiempo atado por el miedo y ahora mi realidad solo se basa en lo que yo creo. Ya dejé atrás ese niño asustado, aunque a mi pasado sigo anclado, pero solo he de cortar las cadenas y que me arrastre la marea. Esta bestia no pudo conmigo, volví de oro este corazón depresivo, si quieres ser mi amigo debes de estar a lo largo del camino, si no a la mierda ya he aguantado que me quieran de mentira, que me hagan promesas que no harían, no sé quién nos mira desde arriba pero que sepa que soy dueño de mi vida.

Decidí alejarme de la gente porque la soledad es parte del proceso, porque puedo con esto, porque no han visto lo que he visto y porque me importa poco lo que piense el resto, que se pudra el Brandon antiguo, yo soy esto.

Disculpas

Y como sacar la culpa de mi cuerpo, hace mucho que espero que la termine disolviendo el tiempo, pero aún cala fuertemente en mis cimientos, en mis pensamientos, en mis sentimientos, se encuentra allí, recordándome lo que hice mal incluso después de cada acierto, y es que tengo cientos de lo sientos que gritar al viento, y cientos de malestares aquí dentro, soy feliz, no puedo olvidarlo, porque cómo olvidar todo el daño que me han causado y he causado con los años, siempre intento ser ese hombro en donde las personas puedan apoyarse, pero sé que también terminé siendo por momentos esa cuchilla donde llegaron varios a lastimarse, y lo siento, esa nunca fue mi intención, durante algún tiempo he perdido completamente la razón, lo siento, pero esa persona no era yo, aunque debo de hacerme responsable por lo que causó, toda esa otra persona que se apoderó de mí, que hizo llorar a varios, que no paraba de sufrir, que a la más mínima muestra de apoyo solo deseaba huir, que se olvidó de como sonreír y hacer reír a los que quería, con una visión suicida y una perspectiva hundida, a un solo resbalón de la caída, pero no lo justifico, la sangre con la que se mancharon las personas a mi alrededor no logro limpiarla bien, aunque seas uno de ellos y quizá no te des cuenta, el verla sobre ti hace que no pueda sacar la impotencia de mi sien. Por el momento solo puedo disculparme a ciegas, para hacerlo de frente aún no encuentro las maneras, o no es posible ya, porque hay vidas que llegan a la tuya y luego se van, y no deben y no quieren volver jamás, y así es esto, luego se vuelven y te vuelves parte del resto, como con ese amigo que compartías tantos momentos, ahora no conectan, pero no puedes hacer nada al respecto, acepta que no todo puedes resolverlo, pero aún lo siento, y cómo lo siento, intento devolverme a aquellos días, pero no los recuerdo, ahora solo intento vivir con la culpa, que sé que no se irá, no por un buen rato, que intento ser buena persona y aprovechar a este nuevo Brandon, que no puedo cambiar el pasado, pero sabiendo que el presente sí puedo aprovecharlo y todo lo que pueda reparar en el trayecto repararlo, amar a los que están conmigo en este momento y no volver a lastimarme y mucho menos lastimarlos.

Insalvable

Creí que era el final, pero aquí estoy, miro mi vida y no sé hacia dónde voy, pero por mucho que lo niegue esto es lo que soy. Te vine a contar un par de verdades, he perdido las llaves y no he salido a la calle, tengo miedo de que la realidad en mi cara estalle, cansado de explicarle a mi madre que de nuevo fallé. Puedo comenzar diciéndote que muy solo crecí, que no llegué a ver nadie sentarse a llorar aquí, que tuve una infancia feliz, dentro de mi algo se volvía gris, y no lo entendí al momento, pero ahora sí, se me ha caído una tuerca y sigo dudando de mí, créeme que yo no quería terminar así, tampoco me ha pasado por que yo lo elegí. Hace mucho tiempo que acudía a terapia, no podía comprender por qué dentro llevaba tanta rabia, el saber de mi ansiedad hizo que pudiera continuar, ya, pero nada me prepararía para lo que se me venía encima, va. Tenía a mi novia y estudiaba una carrera, después de tanto tiempo a solas creí encontrar la manera de sobreponerme a mis penas pasajeras, pero un día desperté y no entendía por qué me encontraba tirado en esa acera. De pronto la vida había perdido todo sentido, ni el estar contigo, ni el sentir de mis amigos me abrigó, ni el tener a mis padres conmigo, no sé qué había sucedido. Bajé la persiana para que todo se escondiera, desde ese momento mi mente sube y baja la escalera, y se ha vuelto tan desesperante la insoportable espera, con espera me refiero a colgar la cuerda en la madera. Entendí que no debía ocultar nada, por eso no oculto que creí no poder seguir hace unos años cuando ya no estabas, puedo admitir que más que a mi vida te cuidaba, puedo admitir que por las noches extraño cuando me besabas, también puedo decirte que de matarme no he hecho el intento pero tengo apuntada la fecha de mi muerte en mi cuaderno, nací y moriré en noviembre, solo adelanto el acontecimiento, puedo decirte que me decepciona el no saber hacia dónde voy, de no saber cómo estoy, de mirar el espejo y no reconocerme, ¿quién soy? Por eso se me hace normal el fallar, no poder concentrarme y estudiar, por perder tanto mi tiempo y solo dejar que esto acabe conmigo sin más, pero es muy difícil luchar contra tu verdugo interior, pienso siempre en cómo será mi último adiós, en mi final atroz, ya no poder escuchar ni mi propia voz, de imaginar mi funeral y ver llorar a los dos. Admito que gran parte del porqué me encuentro aquí ahora es por ellos, tengo en mi piel el sello de mi atropello, no te creas lo que dice mi cuello, hace ya mucho tiempo que no estoy en ello. Ahora me conformo de pensamientos suicidas, penas y agonías, no quiero que nadie más sufra por mis manías, me limito a conocer personas y a recordar lo que me decías "tú decides el estar mal". Al final creo que es cierto lo que de mi creías.

Manicomio

Creo que aún no te has dado cuenta, cuando hablas conmigo estás hablando con un loco, estoy mal de la cabeza, todo lo que consigo en esta vida me sabe a poco, estoy a un mal paso de la camisa de fuerza, siempre que tocan la puerta, eres tú, no me equivoco. Tú me puedes ver normal, pero estoy enfermo y muy enfermo, por las noches hablo solo, mi reflejo no quiero ni verlo, me da miedo mirar el cementerio, porque no sé qué día de estos estaré presenciando mi propio entierro, no puedo pensar con claridad, tengo poco complejo de superioridad, siento que todos me miran mal, ni me leí el guion ni mucho menos sé cómo actuar, donde todos ven algo bueno yo solo veo tierra, en un mundo que prefiere el bonito engaño yo solo quiero que me golpeen con la verdad, me pregunto, ¿todos me querrán en mi funeral? Lo entiendes ahora, son preguntas que normalmente las personas en su día a día no se harán, me levanto por las noches aterrado y aún llamo a mamá, tengo muy baja autoestima, me miro a mí mismo como un estorbo, los pensamientos suicidas ya no me hacen ni cosquillas, por momentos a todos odio, pero lo callo e intento ser buena persona, nadie merece pagar los platos rotos de mi locura, lo siento papá por no estar a la maldita altura, pero creo que me queda muy grande la vida y su aventura. No puedo concentrarme, mi psicóloga le llama disociación, yo le llamo querer matarme, por momentos no aguanto la presión, no quiero asustar con esto a nadie, solo intento explicar que vivo en una prisión, que pierdo la razón, que he estado en un manicomio, que conozco la sensación, que esto no es un bajón cuando ya no pueda, tengo la bala guardada que pondrá fin a mi función.

Preguntas

¿Por qué siempre debemos de fallar? ¿Por qué con una palabra me tiran abajo todo el plan? ¿Por qué la amistad dura un segundo, y el amor es tan real en este mundo, que al final las personas siempre se van? ¿Por qué siempre me pongo nostálgico, y obligo a mi corazón a que deje de sufrir? ¿Por qué se me acelera por las noches el pálpito? ¿Por qué a tanto estoy ahora del reír? ¿Por qué no dejamos de hacer tantas preguntas? ¿Por qué no vivimos como queramos hacerlo? ¿Por qué la alegría y tristeza no avanzan juntas? ¿Por qué ahora que vivo este momento creo tanto no merecerlo? ¿Por qué estaba tan triste antes? ¿Por qué me refugiaba entre las sábanas? ¿Por qué no encontraba en ningún sitio los causantes? ¿Por qué me sentía tan roto por las mañanas? ¿Por qué les hice tanto daño a las personas? ¿Por qué me hicieron tanto daño a mí? ¿Por qué no logro perdonarme? ¿Por qué no logro perdonar y seguir? ¿Por qué escribo por las noches? ¿Por qué es la única respuesta que contestaré? ¿Por qué estoy cansado de tantos reproches? ¡Porque en este momento te lo diré!

¡Porque por más que me cueste subir las persianas! ¡Contra todo y contra todos si es necesario yo seguiré! ¡Porqué aún tengo a mis padres en pie! ¡Porqué estoy cansado de caras falsas! ¡Porqué yo soy mi Dios y me tendré siempre infinita fe!

Renacimiento

Ahora miro esas fotos, ya no me reconozco, ya no soy yo, ya no soy aquel que en su habitación se ocultaba, ya no soy aquel que no quería seguir y lloraba, ya no soy aquel amigo que solo buscaban cuando lo necesitaban, aun así, allí estaba, me hice frío al no recibir una visita, una llamada, nada, que posiblemente me ayudara, se acabó, bajé el telón, de esta patética obra de teatro, ahora solo sigo a las personas que no tienen el cerebro vácio, no es que ya no apoye a los que quiero, es que primero estoy yo, y eso ya no me quita el sueño, ya vine intentando hacer las cosas muy bien desde pequeño, lo intento, no derramar más odio sobre este mundo loco, vivir sin resentimientos, pero aún tengo muchos problemas que arreglar aquí dentro, aún debo de coordinar como actúo con lo que pienso. Aún lloro, aún la vida se me hace enorme, aún le temo a los bordes, aun mi cabeza no está en orden, pero ahora, ahora es diferente, ahora sí tengo ganas de verme, ahora sí puedo mirar al espejo y reconocerme, ahora no soy esa persona que permanecía inerte dentro de su mente, ahora sí quiero reparar todo lo pendiente, y mirar hacia al futuro, atrás quedó aquel niño asustado que miraba hacia al frente y todo lo veía oscuro, ahora quieres estar porque estoy bien, perfecto, lástima que cuando caí no escuché un "te ayudo" tuyo. Doy mi hombro, sé lo que es sentirse solo y vacío, confundido, herido, no quiero ver pasar por eso a los míos, ni a nadie más, porque nadie merece ese malestar, sentir esa incomodidad, quererse de aquí marchar, pero insisto, tuve que apagar mil incendios solo, ¿ahora de qué pueden hablar? Si todo esto que miras sé que no es nada, pero lo logré yo solo, yo mismo me limpié mi lodo, yo mismo tuve que cambiarlo todo, yo mismo decidí ya no hacerle más caso a este hombre que vive dentro mí, yo mismo decidí salir, yo mismo decidí ser feliz, porque sabía que si seguía por ese sendero solo me dirigiría a morir, fui en contra de la naturaleza, de lo que no produce mi cabeza, no me valí de ningún dios ni de ninguna creencia, todo esto, demonios, todo esto, lo logré yo, con mi maldita fuerza.

Madre

Hoy un pensamiento de tantos se ha quedado impregnado en mi presente, ya no verte madre, maldita sea mi suerte. He deseado tanto que mi final llegue y ya no lograr verme, pero, ¿qué pasará contigo? Ya no podré tenerte. Cuando era un niño no podía desprenderme de ti, dormía a tu lado y es el único instante que recuerdo en el que lograba ser feliz, siempre me sentí extraño aquí, pero llegar a casa luego de tanto y que estuvieras allí traía de vuelta mi sonreír. No podría escribir tantos lo siento para explicarte lo que llevo dentro, lo siento por no estar atento en tus malos momentos, por mis groserías, por mis malas palabras, por mis resentimientos, por verme triste y roto todo el tiempo, infeliz a todo momento, madre de verdad lo siento. Lo siento por no ser el hijo que esperabas, por no ser un ingeniero, por no lograr concretar nada, por todas mis manías desesperadas, porque llamaba a alguien más y era a ti a quien necesitaba. Madre siempre estás, me abrazas, no me sueltas jamás, yo no entiendo lo que me pasa, pero siempre contigo podré contar, yo no entiendo por qué me quiero marchar, no me he disparado lo confieso porque con mi sangre no te debes manchar. Madre quisiera que pudieras arrancarme todo lo malo que llevo dentro, aún de matarme no he hecho el intento, pero lo veo tan cercano que debes de saberlo. Hace meses que me encuentro en este estado, que solo miro hacia mi pasado, que ya no anhelo lo soñado, que de una cuerda estoy atado y siempre despierto volcado y atormentado, sé que lloras, por las noches te he escuchado, dime qué ha sucedido conmigo madre, ¿qué es lo que me ha pasado? Madre tienes una herida en tu vientre por mí, no sé qué salió mal cuando crecí, no sé por qué de ti no todo lo aprendí, no sé por qué en estos momentos no consigo ser feliz, perdóname, madre por encerrarte conmigo aquí, debes de creerme, yo nunca quise estar así. En estos momentos estoy llorando solo en el baño, lloro a solas porque ya no quiero causarte más daño, quizá saldré de este manicomio en algunos años, quizá logre escalar algunos cuantos peldaños y observar desde arriba cómo sonríes porque acabo de lograrlo. Te amo y siempre lo haré, quizá no supe ser buen hijo y con eso cargaré, quizá no supe estar alegre y de eso siempre me arrepentiré, no merezco que seas mi madre, pero a la vida eso es lo único que le agradeceré.

Rodar

Y he vuelto al maldito hotel de mis terrores, sé que no le he pagado a la vida por todos sus favores, el suicidio no está en opciones y sé que para seguir aún tengo mil razones, pero me ahogo dentro de esta habitación, abro la puerta y vuelvo a notar desilusión, en estos momentos quisiera saber cómo recitar una oración, pero creer que alguien allá arriba me ayudará es perder mucho la razón. Estoy cerrando malditos ciclos en mi cabeza, estoy soltando lastres, he vuelto a mirar dentro de mí y he vuelto a notar un desastre,

Brandon va por este mundo sin ningún filtro, le debo todo lo que tengo a mis padres, han educado a un hijo roto desde tiempos inmemorables. Sé que no se van los fantasmas de mi cuerpo, agradezco que al menos me estén molestando menos que otros tiempos, como no pedir lo siento, si de verdad lo siento. Y ha vuelto a llover en mi retina, he vuelto a mirar al espejo y a mirar dentro de mi mirada vacía, sentirme tan arriba, y no recordar que estoy a un paso del filo de la caída. Ahora intento sacar todo lo que siento, invento frases y de todo lo que pienso me arrepiento, lanzo gritos al viento, en mi interior no encuentro, nada por lo que seguir, pero moriré en el intento, no acierto nada y pienso que en el lienzo de mi existencia debo de dibujar un nuevo comienzo. Como salgo de nuevo de aquí, yo estoy cansando de sufrir, mírame mamá tú crees que yo quise estar así, esto cada vez más parece no tener algún fin, que eterna condena el existir. Se me acaba el aire, y en el vaivén de las palabras que junto para intentar motivarme vuelvo a resbalar y a desollarme con la piedra, bienvenidos a mi último baile.

Yo

Crees que me gusta levantarme cruzado, visiblemente asustado, de mi presente ausente y atado a mi pasado, que por más que lo intento, aún de mí no se ha marchado, me siento marcado, cada día más desesperado, es sábado, y yo no consigo ser lo que algún día habría soñado, porque esto me ha robado, todas mis esperanzas, ha apresado, a todas mis ansias, te admito que estoy cansado, ven que te invito a observar cómo coloco mi corazón en la balanza. Yo no quise estar así, yo quiero ser feliz, yo quiero sonreír, sin opresión ni la presión resultante en mi cabeza, de mi miedo constante a mi porvenir, hoy he despertado y el día en mi pupila sigue siendo color gris, no puedo admitir, que yo no sea el culpable de verme aquí, pero yo ya no sé qué sucede dentro de mí. Tengo algo dentro de mi cabeza, intento encajar pieza a pieza todo el desorden, darle un porqué a mi tristeza, pero la simpleza de la acción resulta en una constante y desesperante rareza. Levantarme sin fuerzas de la cama, sin nada más que mi mente encerrada, mirar volcada en aquel espejo mi mirada y completa de desesperanza y notablemente cansada, hoy tropezaré en la misma piedra, mandaré todo por la borda, por enésima vez, ya ves. Yo no quería esto, yo no quería alejar a mi novia, a los míos, a mis pobres padres y dudar siempre del resto, que alguien me explique lo que llevo dentro porque yo no lo entiendo, y si te soy honesto, yo ya perdí el norte hace tiempo hacia mi camino recto. Siempre presentí que algo estaba mal, que yo había tirado la sal, que no soportaba la verdad, que por momentos no me sentía cómodo de estar, en este lugar, estuve en ese psiquiátrico, dentro de ese hospital, no quiero volver allí, pero, ¿cómo conseguirlo si cada día se deteriora mi estado mental? Yo no quería estar roto sabes, ni pensar en suicidio, con esto no estoy pidiendo ningún tipo de auxilio, solo intento encontrar algo de alivio, pero no lo consigo, mi única salida es dirigirme rápidamente hacia mi exilio. Miro la maldita puerta con una moneda en una mano y la cuerda en la otra para dejarlo a la suerte, ya no quiero verme, por mi madre es que aún sigo presente, pero ya no tengo la prisa que tenía antes por conocerme, le temo a la muerte, pero si yo la planeo quizá logre tener el valor y desprenderme de mi cuerpo inerte. He estado mal, pero solo dicen Brandon porque no puedes ser agradecido y estar alegre. Después el típico consejito: "Disfruta que la vida se acaba". Ya sé que se acaba, ¿o acaso no crees que lo noto en el cementerio cuando paso por su entrada? Yo no te pido que me entiendas porque ni yo sé bien lo que llevo dentro, tampoco te pediré que me comprendas, ya me basta con observar cómo todo a mi alrededor se pinta de negro. Esto no soy, esto no soy, esto no soy yo, o espera, quizá al terminar de escribir siempre resulta que, sí, soy yo.

Polos

Y he sido capaz de estar sin comer más de una semana, de sentarme al lado de mi cama y no querer ver más sus caras, de desangrarme y ser yo el único que limpie la sangre de mis sábanas, esto es así, vivo un drama sin mi música por las mañanas, no sé si me contamina el alma o me abre las alas, como tu nombre en esa ancla que sigue a mi mente atada, desde que está ya no estoy, bajo la persiana. Y es que tu psique es mi almohada, por eso te conozco demasiado y mis sueños me dicen lo que en estos años no me has contado. Tengo papeles con un sello que demuestran que estoy loco, entra a mi cuarto, verás que no me equivoco, tengo frases en las paredes que mi madre no entiende y llora al decirme que levante la frente, que apenas estoy en mis veintes. Ahora dejo que la persona que no seré salga y se divierta sin mí, aún le queda mucho por vivir, que debe dejar de estar alerta, por la forma en la que se comporta, la paz cuando se despierta, se merece dejar de pensar, le dije que lo esperaría aquí. Comprendí que nadie merece pasar por esto conmigo, ni siquiera mi propio ser, yo solo entiendo de pesares y de maneras de herirme, de dolores y de desamores, de personas que fingen, no quiero que vengas, sería invitarte a ver el mundo como nunca lo viste.

Sorpresas

Abro el cajón de mi escritorio, miro una foto mía, me invade el odio, el quererme es una misión suicida, no te atrevas a llorar en mi velorio, esto es el manicomio, y no el parque de atracciones, una vida entera no sabiendo cómo controlar mis emociones, mis penas a todo se sobreponen y yo rogando que alguien de un golpe me acomode, para estar triste claro que tengo mis razones, no aceptaré ni una más de esas traiciones. Me paro en la cornisa, siento la suave brisa, se mancha mi camisa, que tanto buscará ese policía que me requisa, la muerte a nadie avisa, con cada latido de mi pecho mi cabeza se desquicia. Bendito sea el hombre que le teme al otro hombre, todos sabemos que esta especie es peligrosa, que la envidia tiene nombre, que detrás de una amistad el enemigo se esconde, de mente aún somos muy pobres, necesito encontrar orden, no hay nada sobre el orbe que cure mi desorden.

Distopía

El mundo en llamas y yo hay días en que no consigo salir de mi cama, siempre envuelto entre mis dramas, ya he perdido la cuenta de las mañanas, en que me levanto así, razonando mi existir, con deseos de partir, pero no me quedan fuerzas ni para subir y saltar de allí, así que me quedo quieto, analizo el momento, de todo mi pasado me arrepiento, todo mi futuro parece incierto, siempre con ese maldito presentimiento, la vida es triste, es lo que nos toca, debes de entender que las personas no están locas, solo están rotas, y cansadas, de tanta basura y trabas, miro hacia el frente y que me encuentro, hombres y mujeres abusadas, personas en guerras demacradas, hacia los animales la verdadera crueldad humana, amistades desgraciadas, aquí lo importante es aparentar ser normales, el que no lo consigue, al manicomio, tú muy bien lo sabes. Yo hace mucho tiempo que perdí la fe en la humanidad, aunque de mi depresión me sane no cambiará la realidad, cualquiera en este mundo puede perder la claridad, guarda tu opinión de todo, aquí parece no ser válida.

Como dicen por allí, que lejos estamos de nosotros, por eso todo me sabe a poco, por eso estoy tan roto, siento mi pálpito, pero estoy vivo y no lo noto, encadenado a este presente distópico, por suerte aún tengo quien me salva, a mi madre, a mi novia, benditas sean sus almas, aún no he podido y no quiero conseguir esa arma, no se si en un mal día mi mano en mi cabeza la descarga.

Desconocido

Si me preguntaras como me siento hoy te diría que muy bien, pero hace un par de años no se enteraban que no estaba al cien, no tenía a nadie para contarle, no sabía muy bien a quién, es así como me comencé a perder, o me terminé perdiendo, nunca supe lo que estaba haciendo, todo eran crisis existenciales y pretextos, el no quererme parecer al resto, requería mucho esfuerzo, comencé a notar cosas extrañas dentro, es como si las voces en mi cabeza se hubieran multiplicado por cientos, supe entonces que yo no estaba tan cuerdo, pensaba, no puedo explicarle a mi madre cómo me siento, porqué ni yo lo entiendo, me volví paranoico, alguien me seguía a donde fuese que estuviese, quiere arrebatarme la vida, para deshacerme de él debo de encontrar alguna manera, no sabes cuando la desgracia camina por tu misma acera. Los días se volvieron eternos, las noches un infierno, eran demasiados pensamientos, normalmente podía detenerlos, pero últimamente no lograba hacerlo. Esta no es la ansiedad que yo conozco, esto se parece a un monstruo, al ver hacia el espejo vi su rostro, pálido, deprimido, herido y desnutrido, luego de un par de meses yo terminaría pareciéndome a mi amigo. ¿Qué quieres de mí? ¿Por qué sigues aquí? Quiero hacerte sufrir, quiero que llegue nuestro fin, porque sufro y no lo notas, mis esperanzas ya son pocas, quítate la ropa, es hora de hacer que te conozcas, y si, soy yo hablando con mi enemigo, te lo presento, está sentado aquí conmigo.

Sueño

Quisiera vivir de esto, meterme de lleno en mi cuaderno, en una librería volverme eterno, aún sigo persiguiendo ese anhelado sueño, esto lo hago con empeño, no me importa de ustedes sentir desprecio, solo intento de esto adquirir conocimiento, con esto sé que a nadie enseño, y que por escribir todas las noches pago un precio, esto para mí es en serio, de esto intento construir un imperio, y no para ganar dinero, eso es lo de menos, es para que cuando vacíe mis tristezas poder sentirme lleno, de momentos mi cabeza me gana mucho terreno, y a ella todavía temo, me invado de veneno, pero seguiré enfocado en que me deprimo día tras noche, que con veintitrés aún no tengo coche, eso no me importa nada y lo sabe el que me conoce, porque como dijo Míster Litro : "No busco llegar lejos solo llegar profundo, pero por momentos en este lago me hundo, y agradezco a los que me leen, aunque sé que no es su asunto, ahora yo me pregunto, ¿de verdad qué aporto al mundo? Pues nada Brandon, solo intentas rimar esta porquería, intentas acomodar tus ideas perdidas, te escondes entre palabras evasivas, y aún no te interesa tener billete o ver a todos por encima, te sientes cómodo en donde estás, tu novia te produce bienestar, tienes apenas para comprar el pan, y hasta estos momentos estás trazando el plan que te saque de este mal lugar llamado tu mente, ya estamos lejos de los veinte, sé que apenas son tres años, pero son bastantes daños, te saliste del rebaño, te caíste del peldaño, a mis melancolías en bajada apaño, tú sigue derramando lágrimas en el baño.

Podrido

No me hables de trastornos si nunca has estado un día entero en tu cabeza, las malditas personas suelen comparar la depresión con tristeza, el aparentar en cada situación que pueden con simpleza, no conocen ni un poco de su verdadera naturaleza. Yo no sé nada sobre ella y ya me ha dejado mella, ha marcado una huella y me ha dado golpes que me han hecho ver estrellas. ¿Cómo no sentirme mal si la utilizan para dar lástima? Creen que se puede curar con solo pasar página, el dolor que causa no te lo puedes ni imaginar, te hace conocer tu verdadera fragilidad. No se puede meter en un frasco como las redes, a nadie le importa cómo te sientas, a nadie le importa si no puedes, a nadie le importa cuánto te lamentas, a nadie le importa si en tu día llueve, el mundo seguirá su curso, mientras tú mantienes el pulso, de lanzarte al vacío tomas impulso, para luego arrepentirte y sentirte sucio. Luego algunos lo utilizan para llamar la atención de sus ex, para tener seguidores a fin de mes, que tan podrido es el ser humano y su interés. Esto para mí es terapia, no necesito que nadie me salve, en un lugar lleno de falacias, yo intento ser lo más real y no rogarle cariño a nadie.

Remordimiento

Sé lo que es que mi familia me diera la espalda, que algún buen amigo me defrauda, verme perdido entre mis mañas, convertí la noche de mis padres en agrias, y los días en realidades amargas, por momentos se me acaban mis palabras, necesito internarme en un aula y ser yo mi profesor, lo que me hicieron en el pasado me causó mucho dolor, aún guardo rencor, pero intento ser mejor, tratar a las personas con amor, aprender a perdonar aunque no me lo pidan y saber pedir perdón, sé lo que es el abandono, su sabor, mi cara hace un tiempo no tenía ningún color, sabían de mi tristeza personas importantes para mí, que no quisieron o no supieron como ayudarme y solo decidieron huir, creí que sin su ayuda llegaría mi fin, ya no recordaba ni como reír, pero mírame, he sabido cómo salir de allí solo, del tormento, de los más oscuros rincones de mí adentro, no me estoy dando reconocimiento, pero maldita sea, he salido vivo del infierno, ahora que estoy bien quieres estar, ya no estoy para ese resto. Gracias por no llamar, si te digo la verdad, yo ya no espero mucho más, ahora solo me apoyo en un amigo, mi novia y mis papás, y paso noches muy duras, pero por el momento vivo en paz.

Corto

Liso y conciso a la llaga, ¿qué esperabas de mí, alguna llamada? No sé ni sobrevivir yo a esta realidad trabada, solo son malas pasadas, me repito, qué suerte que le he tenido miedo al brinco, mis penas multiplico, la tristeza, la resisto, has pasado por mi lado y no me has visto, lógico, no es como que te cruzaras con Jesucristo. Yo por el momento bien, me tiro en el colchón, intento controlar mi emoción, la de vivir sin alguna razón, nadie está pidiendo mi opinión, por eso me callo y no le doy espacio a mi reacción. ¿No esperas el daño colateral de tus acciones? Somos siete mil millones, alguien debe de pagar por lo malo de nuestros bajones. Algo me ataca por las noches, el pensar que he hecho daño, no estoy bien, ya no me toques, vete antes de que me descoloque. Siempre he intentado ser una buena persona, pero no todas las veces me ha salido, he lastimado, he herido y eso vivirá siempre aquí conmigo, he sido un mal hijo, un mal novio, un mal amigo, quizá toda esta enfermedad yo si me la he merecido.

Peleando

He saltado y no he visto el barranco, siempre por el sufrimiento me decanto, no tengo dinero en ningún banco, tampoco soy un santo, hay días en los que no me aguanto, eso da paso al llanto, de mi cama me levanto, de las aves escucho el canto, miro a mi madre rezando, está segura de que puede sanar mi quebranto, camino y tengo sobresaltos, son alerta ante el percanto. De un momento a otro estoy sollozando, para olvidarme de la tristeza, bailo, llego a la casa y me interno en mi cuarto, me cansa un poco toda esta obra de teatro, me veo a las paredes rayando, no me desespero, ya va pasando, las cargas están pesando, pero yo no me desplanto, bien ahora estoy llorando, aunque aún no me estoy quejando, he visto zarpar mi barco, pero sin mí ni lo que cargo.

Temores

He estado pensando, como de costumbre, no sé si llegaré a mi cumbre o me derrumbe, no sé si tocaré la cima o me deprima, no sé si llegaré a mayor o un pensamiento me lleve a cometer un acto atroz, yo ya no sé nada, o nunca lo he sabido. Agradezco infinitamente a los que aún siguen conmigo, sé que es difícil de entender para tu pareja o tus amigos, he perdido personas que quería por tal motivo, lo entiendo, no es fácil guardarle afecto, a quien no quiere estar aquí, pero me basta con el intento, a quien no quiere estar aquí le corroe el merecerlo, quien no quiere estar aquí solo trata de mantenerlos. Yo no comprendo la situación, me encierro en mi cabeza según vaya variando la situación, me escondo según vaya aumentando la frustración, por momentos me da miedo volver a sentir, porque sé que, al salir, solamente me volveré a mentir, no quiero verme sobre una silla, ya no se adónde huir, no puedo asegurar si la paz me llegará al morir. Ya me ocuparé luego de todo, sé que solo importa el presente y que el futuro es distante, a no ser que me marche antes, todos nos camuflamos entre la gente, pero luego llegamos a casa y peleamos contra gigantes, hay personas que son serpientes, pero pocas como diamantes. Sabes bien que nadie te esperará, nadie vendrá a tu puerta a preguntarte que pasará, o qué pasa, porque no buscas la tranquilidad, es muy fácil de decir, pero no de ejecutar, ¿verdad? Sanar, luego volver a fallar, llorar, para luego solo gritar, voltear, mirar la felicidad marchar y tú siempre un paso detrás. Yo me desperté un día, todo era una ilusión, cómo explicarles a los que quieres que de vivir ya no tienes razón, o alguna motivación, de la noche a la mañana todo cambió, no sé lo que me pasó, aun no entiendo esta sensación.

Lucido

Me desperté y me dio por mirar en la oscuridad, sentir entre lo más profundo que estás, y no, no hablo de ti, hablo de mi tranquilidad, hace ya tiempo que no existe el bienestar, voy dando tumbos y cayendo aún más profundo buscando mi paz, pero se resta y se mezcla y aumenta mi desequilibrio con cada vuelta, hace ya unos meses que se me ha caído la tuerca y que este frío vacío a mi adentro no respeta. Sabes, ya no me caben las penas dentro del cuerpo de saber y darme cuenta de que vuelve lo que yo daba por muerto, cierto, que a todo esto le debo de tener respeto pero cuando la mosca te come la oreja tanto tiempo te das cuenta de que quizá tu locura igual y no la siente el resto. Malamente arrastrada entre caminos con serpientes, ya veremos si acaba conmigo toda esta gente, prefiero deslizarme por el parapente, con la suerte que tengo acabo estrellándome de frente, así se siente vivir con esto consumiéndome, nadie te vendrá a ayudar, somos tú y yo para siempre. No creas que es mentira cuando te digo que no me dejen a solas conmigo y un cuchillo, quizá pueda acabar mal, ya tengo mi dedo puesto en el gatillo, solo espero el pensamiento asesino que me haga dispararme, porque me miran así, ya ves es lo que te digo. Estando a su lado aprendí que hay que querer a los que tienes, aunque todos los días te levantes cruzado, de mente, demente y de costado, preguntándote porque no se te ha cumplido ni un poco de lo soñado, así acabamos con la cuerda puesta en la garganta, y cada segundo me pregunto qué es lo que me pasa, arrasa, con todo dentro de esta casa, y yo sentado brindando con un whisky en mi terraza, vaya amenaza. El arte de conocerse a sí mismo o la desgracia al descubrirlo.

Mosaico

Al que quiso quererme solo tuvo que abrazarme, no debía darme, nada de sí mismo, solo un poco de real semblante. A todos mis buenos pensamientos los ahorqué a la sombra de ese viejo árbol, yo soy lo que pienso, no lo que te hablo encerrado en aquel cuarto, estoy harto de sufrir el parto de todo lo que no soy capaz de sentir con mi tacto, ya con esto que me atormenta he firmado desde varios meses un pacto del que día con día me retracto, pero ya no escapo. Hice parapente más allá de tu vientre y terminaste en mi mente robándome un recuerdo alegre, era la tarde de un viernes, ya no quisiste verme, nací y moriré en noviembre, ya cansado estoy de no llegar nunca a conocerme. Dejaré una carta mientras coloco en mi boca un arma y se leerá: "No tengo que pensar en mi más, ya". Hace un par de años que bebía por disgusto, nunca le tomé el gusto, no estaba buscando la salida que me brindó y ahora llevo más de un año sobrio y aun no sé lo que busco. Intoxico mi mente y mi cuerpo con pastillas de felicidad, notas la sonrisa en mi rostro, ¿no? Muy lejanas están de llegar a cambiar mi realidad, al caminar más hacia el fondo pierdo la noción del hacia dónde mirar, por esto me he vuelto apático, me quedo estático, un segundo a mi lado no es simpático, tengo pensamientos erráticos y mi psicóloga sé que llegó a considerarme como un maniático, pero aquí sigo, agotado pero aún respiro, me apego mucho a lo que escribo, derrapo constantemente en el camino, me duermo hasta altas horas dialogando conmigo, se ha convertido en mi quebrado mejor amigo. Con más de veinte y aún busco a mamá, es mi único refugio, pero mamá no me dijo que la gente es una mierda y que este mundo está podrido y sucio. Puede que los años solo sirvan para restar amigos, multiplicar penas, perderme contigo, no querer ni la cena. Siempre este vacío, siempre me hundo y pienso, siempre me arrepiento, siempre quiero dejar de lado todo y no recitar el mismo cuento, quedarme quieto, sentarme sobre esta banca de cemento, llorar y salvarme siempre a destiempo, siempre muy lento.

Sobras

Tengo veinte tantos y poco tiempo para contarte, de pequeño no tenía estas ojeras y las cosas más estúpidas eran problemas, pero reales, ahora cualquier pena me puede y tengo mil historias falsas con términos iguales. Hace poco tiempo caí en cuenta que deduzco la vida como una escalera, por la que puedo ir bajando o subiendo depende de mi estado de ánimo hasta el día en el que me muera, o deje caer la silla y no pueda más con mis padres compartir la cena. Y bien parece que por esta posibilidad me obligo a salir sonriendo, nadie tiene que pasar un mal rato por mi tormento. Luego se tuerce, mis amigos se vuelven cuchillos según mi mente, mi madre siento que me abandona según mi suerte y dejo salir a esa parte de mí, ya no soporta verme. Y aun aceptando esto tengo grabado el: "Estaré aquí pase lo que pase". Comprendí que esto lo dice el que suele marcharse antes, al final entiendo el que se marchen, ¿cómo se quedarían si hasta yo me voy de mí? Solo rescata todo lo bueno y recuérdame así.